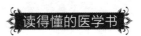

读得懂的医学书

一本书了解
头 痛

[日] 清水俊彦 主编

冯莹莹 译

电子工业出版社
Publishing House of Electronics Industry
北京·BEIJING

前言

你是否因为久治不愈的慢性头痛而放弃治疗，一味忍耐，或者依赖市面上售卖的止痛药？

所谓的"长期头痛者"指的是因慢性头痛而烦恼不已的人，据统计，在日本有高达4000万人。根据国际诊断标准，头痛的种类有80种以上。代表性的慢性头痛包括偏头痛、丛集性头痛和紧张性头痛三种。

在日本，由压力引起的紧张性头痛最常见，有一半患者的慢性头痛被归为此类。偏头痛的患者也不在少数，据统计超过840万人（其中约八成是女性）。虽然头痛是很常见的症状，但是达到治疗程度的头痛其实是一种不折不扣的疾病。

和欧美国家比起来，日本的慢性头痛就诊率相当低。大众并没有意识到头痛是一种疾病，不论头痛多么严重，都理所当然地认为应该忍耐；而在医院就诊时，因为头痛不会危及生命，多少有些被忽视。这些现实导致了一些人没有接受恰当的治疗，不得已只能对头痛置之不理。

但是，随着医学的进步，使用正确的药物治疗头痛的重要性和久病不医的风险，都已经被一一阐明。

很多慢性头痛患者主诉有眩晕、耳鸣、听力减退、失眠等症状。无论是偏头痛、丛集性头痛，还是紧张性头痛，其本质都是较大或较小的脑神经处于慢性的兴奋状态。

我们的研究团队在国际上提出了"脑过敏综合征"这一新概念。由于大脑兴奋引起了难治性的眩晕、耳鸣、听力减退、失眠等症状，有这些症状伴随的头痛就是"脑过敏综合征"。

本书对头痛、脑过敏综合征和缓解头痛的方法等进行了详细讲解，通俗易懂。

为了不让慢性头痛恶化，请不要忍耐或置之不理，要尽量明确头痛的原因，改变相应的生活习惯，这才是治疗的第一步。

东京女子医科大学神经外科头痛客座教授　清水俊彦

目录

序章　脑子里就像有上千只蝉在叫或有人在打鼓一样

头痛门诊的一幕

主诉耳鸣的"脑鸣"患者络绎不绝……………………………………… 10
慢性耳鸣的病根在于大脑兴奋，不在耳………………………………… 12
原因不明的眩晕也可能是由大脑兴奋引起的…………………………… 14
脑过敏综合征是新型头痛………………………………………………… 16
偏头痛患者高达840万人，其中一多半是女性………………………… 18
十分敏感、情绪不安的孩子也容易出现偏头痛………………………… 20
不受脑过敏综合征折磨，舒适地安度晚年……………………………… 22

第1章　深入了解头痛的症状和原因

偏头痛

对光、声音、味道变得敏感，而且随着脉搏一跳一跳地疼…………… 28
压力导致大脑兴奋和血管收缩，刺激三叉神经引起疼痛……………… 30
光线、声音、气压变化、睡眠不足等刺激都是导致恶化的原因……… 32
好发人群是脑子转得快的人、美女、才女和喜欢美食的人…………… 34

丛集性头痛

痛得抓狂、满地打滚！令人痛不欲生的丛集性头痛…………………… 36
人体生物钟紊乱引起的疼痛，是因为大脑过于敏感？………………… 38
季节交替时和年末年初多发，身体虚弱和
　人体生物钟紊乱都会成为诱因………………………………………40
嗜酒者、重度吸烟者、好女色之人？
　大部分是工作积极能干的热情男性…………………………………42

紧张性头痛
日本人最常见的是压力导致的紧张性头痛·································· 44
乳酸和丙酮酸等代谢废物堆积，刺激神经································ 46
玩电脑、开车、身体发凉会导致神经和肌肉紧张性升高················ 48
适合穿和服的"溜肩"人群，几乎都患有紧张性头痛···················· 50

药物过度使用性头痛
大脑兴奋性升高引起的严重后果，止痛药解决不了问题················ 52
大多数都是因为偏头痛迁延不愈引起的······································ 54

恶化的关键因素
比起繁忙的工作日，周末和节假日更危险···································· 56
从儿童时期就潜伏在体内的带状疱疹病毒刺激三叉神经················ 58
鼻和甲状腺疾病更容易引起严重头痛·· 60

要注意鉴别的疾病
头痛的病因不同，治疗也不同··· 62

第2章　脑过敏综合征的诊断和头痛治疗的新进展

脑过敏综合征
耳鸣、头晕、失眠、抑郁感，大多数偏头痛患者都置之不理············ 66
随着年龄增加，头痛的程度有所减弱，但这并不是
　　因为大脑的兴奋状态受到抑制·· 68

脑过敏综合征的诊断
根据体质和症状、大脑活动情况选择治疗方法·········· 70

脑过敏综合征的检查
通过脑电图即可判断是否存在大脑过度敏感·········· 72

目 录

脑过敏综合征的治疗
控制症状的根本在于抑制大脑过度兴奋，应服用抗癫痫药、抗抑郁药等…………74

头痛的基本药物治疗
服用非处方药大多只是权宜之计，但不吃药的话问题更大……………………78

偏头痛的治疗
使用曲坦类药物，从根本上纠正大脑的兴奋状态……………………………80
为了减少发作次数，搭配使用预防药物………………………………………82

丛集性头痛的治疗
摸清发作规律，头痛发作时立即使用速效药物………………………………84

紧张性头痛的治疗
用肌肉松弛剂和抗抑郁药改善供血，缓解头痛………………………………86

药物过度使用性头痛的治疗
一定要停用诱发头痛的药物……………………………………………………88

专栏1
非处方药里成分单一的止痛药每个月的使用次数不要超过10次！……………90

第3章　轻而易举！养成习惯，解决大脑的问题，缓解头痛

导致头晕和耳鸣的原因
掌管视觉、听觉的脑、神经是引起头晕、耳鸣的根本原因……………………92

可能出现疼痛时
尽早发现先兆症状并及时处理，即可减轻疼痛……………… 94
宜静还是宜动？头痛类型不同，对策也不同………………… 96

生活方式

生活有规律,警惕休息日睡懒觉、长期休息………………………… 100
提前做好准备,应对季节、天气和气压变化……………………… 102
照明、壁纸、味道、电视节目……创造一个温和无刺激的居住环境…… 104
光线太亮、空调温度太低……工作环境要特别注意………………… 106
注意服装、首饰和发型,要点是简单…………………………… 108
外出危险因素众多,要警惕头痛发作…………………………… 110
和平时不同的环境也会带来刺激,在景点游览时要注意…………… 112

交通工具

长途客车、高铁、飞机……对特殊频率的振动、气压变化很敏感…… 114

饮食

含镁和维生素 B_2 的食物有助于大脑镇静………………………… 116
偏头痛患者不能服用含多酚类成分的食物………………………… 118
吃早饭,不要暴饮暴食…………………………………………… 120

嗜好

戒烟戒酒………………………………………………………… 122

专栏2

可能发展成脑过敏综合征的头痛………………………………… 124

第4章 轻而易举!养成习惯,解决耳部问题,缓解头晕、耳鸣、头痛

耳的构造

声音的本质是空气振动,依次经过外耳、中耳、内耳,然后被大脑辨识……… 126

目 录

位于内耳的半规管和前庭负责保持身体平衡……………………… 128
负责平衡觉和听觉的神经相邻，
　所以头晕和耳鸣经常同时出现…………………………………… 130

生活方式
不打乱生活节奏，特别注意就寝时间………………………………… 132
不积存压力，休息日积极地出去玩吧………………………………… 134
泡澡、让耳朵变暖、让身体变暖都能改善血液循环，
　对缓解头痛、头晕、耳鸣、失眠等有奇效……………………… 136

运动
缓解身心紧张的肩颈部拉伸运动……………………………………… 138
头晕康复锻炼，培养脑和眼睛的平衡功能…………………………… 142
激发听觉潜能的实用方法……………………………………………… 146
单鼻呼吸法可以调节自主神经………………………………………… 150
感觉到压力的话，用简单易行的肌肉放松法来应对吧…………… 152

饮食
以蔬菜和鱼类为主，少盐是根本……………………………………… 154

嗜好
尼古丁、酒精和咖啡因的危害极大…………………………………… 156

后　记……………………………………………………………………… 158

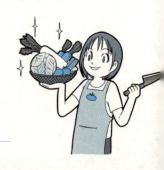

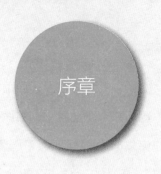

序章

脑子里就像有上千只蝉在叫或有人在打鼓一样

对患者而言,甚至会用"脑子里就像有上千只蝉在叫""脑子里就像有人在打鼓"这种比喻来描述,伴随着这种吵闹声的头痛的真面目是什么呢?

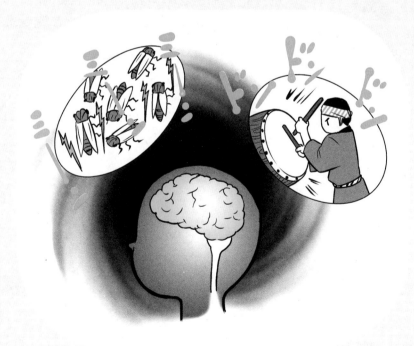

头痛门诊的一幕

主诉耳鸣的"脑鸣"患者络绎不绝

因为受到耳鸣困扰而前往耳鼻喉科就诊，但是检查却并未发现异常，被医生告知这是"原因不明的突发听力下降"和"因为上了年纪所以很难治好"，因此半途停止了治疗，变得悲观不已。各位读者中应该有不少这种人吧？

主诉顽固性耳鸣导致夜不能寐、听力开始下降、对日常生活造成了影响，叫苦不迭前来就医的中老年患者络绎不绝。

这种原因不明的耳鸣基本上都是因为深在的"大脑兴奋"，而不是耳本身的问题。人类的听觉传导通路是从鼓膜开始的，最后在大脑颞叶的听觉中枢进行信号处理。因为某种原因造成听觉中枢出现问题，从外耳传来的普通声音出现音调改变，被大脑捕捉认识成一种异常的声音，就表现为难治性耳鸣。这种"脑子里有声音在响"的状态用医学术语表达就是"脑鸣"。

作为神经外科头痛专科医生的我为什么会对"脑鸣"这种耳鸣有兴趣呢？是因为我觉得这很有意思，想一探究竟。

在头痛患者中，主诉耳鸣、眩晕、听力下降的人很多。

大脑兴奋的机制

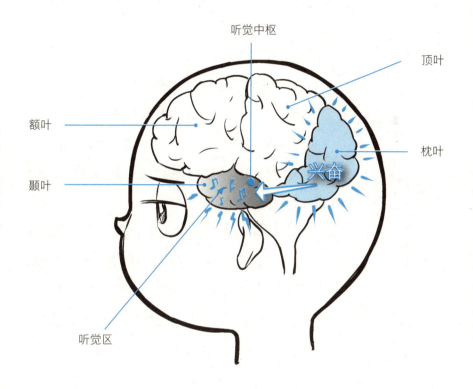

　　没有对多年存在的偏头痛进行合适的治疗和处理,导致每天都头痛,但是不论去哪家医院都被告知无法治疗,已经转为慢性偏头痛的患者占了绝大多数。我注意到他们同时有脑鸣这一症状,因而从脑生理学的方面对患者年轻时的偏头痛和现在的脑鸣症状之间的因果关系进行了大量的研究。

头痛门诊的一幕

慢性耳鸣的病根在于大脑兴奋，不在耳

鉴别脑鸣和单纯的耳鸣是一件很困难的事情。脑鸣是脑子里有杂音在响的一类症状。对患者而言，这种症状会被描述为"脑子里就像有上千只蝉在叫""脑子里就像有人在打鼓"。症状持续的话，有些患者逐渐陷入失眠、抑郁、食欲不振的困境。

那么，为什么偏头痛会转变成脑鸣呢？

偏头痛是在光和声音等的刺激下诱发头痛，是大脑对刺激出现的过度反应，是枕叶的兴奋传导至颞叶的听觉中枢产生的。

如果年轻时反复多次出现偏头痛发作，每次发作时都自己忍耐或用止痛药对付的话，听觉中枢就会逐渐变为慢性的过度敏感状态。即使到了中老年偏头痛的症状有所减轻，这种慢性的过度敏感状态可能仍然存在，逐渐转变为顽固性脑鸣。

脑鸣和耳鸣是完全不同的两种症状?

双耳耳鸣有可能是"脑鸣"

神经外科、神经内科

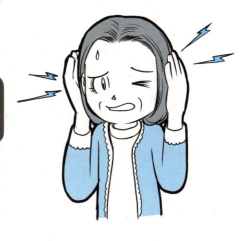

这是因为神经和大脑兴奋而出现的症状,神经外科和神经内科是处理这类症状的专科。如果同时还伴有手脚麻木等神经系统症状,请直接到这两个科室就诊。

如果耳鸣是单侧的话,"耳部疾患"的可能性较大

耳鼻喉科

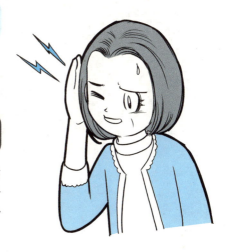

如果主要症状是耳鸣、听力下降、眩晕等,请先到耳鼻喉科就诊。如果耳部并无疾患但症状持续的话,请到神经外科、神经内科就诊。

头痛门诊的一幕

原因不明的眩晕也可能是由大脑兴奋引起的

有脑鸣症状的患者大部分都有一个共通点，那就是主诉伴有眩晕。虽然眩晕这种症状非常常见，但大多数时候都找不到病因，多年以来都没有确切有效的治疗方法。眩晕的特点是迅速出现天旋地转的感觉，很多患者不知道这种症状会在何时、何地发作，因而有种恐惧感，逐渐出现失眠、不安等。

我提出了"眩晕和脑鸣类似，都是由'大脑兴奋'引起的"这一假说，仔细回顾并分析了645名主诉脑鸣、眩晕和听力下降的患者的现病史、既往史及脑电图的异常。

结果发现很多患者都有如下情况："话说在年轻的时候，变天时或者台风来临前，时不时地就会出现头痛（天气病），老是吐，动也动不得。"女性则是"月经期间头痛得反复呕吐，都起不了床"之类的情况。与此同时，很多人因讨厌的耳鸣而烦恼不已。

另外，即使患者本人没有头痛的病史，很多人的直系亲属却是头痛患者。毫无疑问，这些都是偏头痛的证据。

大脑兴奋时,身体会一下子变得飘忽不稳,好像有谁从后面扯着头发一样,开始出现天旋地转的眩晕感,觉得恶心,甚至呕吐、根本起不了床。

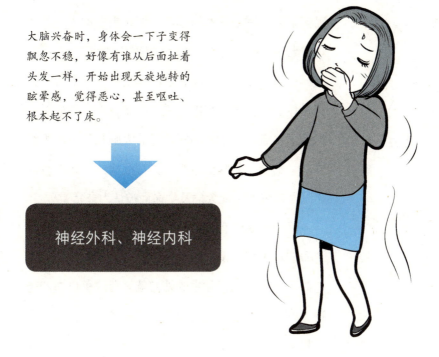

神经外科、神经内科

头痛、耳鸣、眩晕等这些在医学上看起来没什么关系的一系列症状,我却把它们联系了起来,认为这一类症状都是大脑兴奋引起的,即因为大脑的敏感性增高而引发了这一系列的症状。

头痛门诊的一幕

脑过敏综合征是新型头痛

很多人认为耳鸣和眩晕的病因在于耳朵。有些确实是因为耳部疾患引起的，但是更多的人，尤其是中老年人群，是原因不明的慢性耳鸣和眩晕。

在临床上，医生常常会为患者进行头颅CT（计算机体层摄影）和MRI（磁共振成像）这类先进的影像学检查。如果是肉眼可见的大脑和其周围组织异常（脑梗死和脑出血等脑血管疾病）导致的耳鸣和眩晕，因为可能会危及生命而被认为非常重要。

但是如果没有看到明显的异常，这种不会危及生命的耳鸣和眩晕会被诊断为是随着年龄的增长、供血不佳导致的，医生的处方就只有改善供血的药物和维生素制剂。因为没有解决根本问题，症状会反复出现。

医生觉得耳鸣和眩晕无法根治，因而也没有认真地对待这类症状，容易放之任之。

有偏头痛的人要小心耳鸣和眩晕！

偏头痛、耳鸣、眩晕这类症状虽然表现各异，但可能都是大脑过度敏感引起的，二者的关系已经逐渐被阐明。

没有针对慢性头痛进行恰当的治疗，因而导致慢性的大脑异常兴奋，继而产生各种不适，我们的研究团队将其命名为"脑过敏综合征"。我们的团队由头痛专科医生组成，并分别在2010年日本头痛学会、2011年国际头痛学会（柏林）的学术会议上提出这个概念。

脑过敏综合征的每种症状都相互独立，不论哪种都很难和头痛联系在一起。其实，脑过敏综合征是慢性头痛（比如偏头痛）变换后的"新型头痛"。脑过敏综合征就是字面的意思，大脑对微小的刺激也会出现反应过度、容易引起神经兴奋，经过治疗症状有可能改善。

头痛门诊的一幕

偏头痛患者高达840万人，其中一多半是女性

据推测，患有偏头痛的日本人高达840万人，其中一多半是女性，集中在青春期到中老年。

为什么女性更容易出现偏头痛呢？偏头痛和女性特有的"月经"这一生理现象有着紧密的关系，特别是20～40岁的女性。女性的性激素——雌激素的分泌会在月经期、月经前后及排卵期出现急剧变化，因此更易出现头痛。和月经周期有关的头痛大多属于偏头痛，这种偏头痛还有另一个医学名称——月经性偏头痛。

很多女性认为月经前后和排卵期出现的头痛是经期或排卵期腹痛的一种伴随表现，但其实这是不折不扣的偏头痛。

另外，经常可以看到母亲和女儿同时患有偏头痛，这是因为偏头痛和遗传因素有关。

常见的女性偏头痛

月经性偏头痛

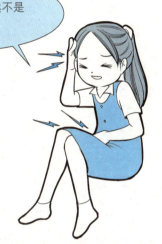

月经期头痛竟然不是因为痛经?

月经来潮前,头就一跳一跳地疼;月经来潮时肚子疼,在此基础上头也开始疼了。

哺乳期偏头痛

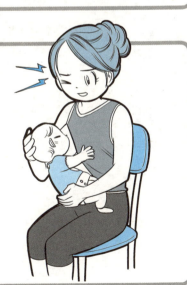

怀孕期间女性性激素水平的波动比较小,不容易出现头痛;生产后性激素水平大幅度变化,再加上睡眠不足,偏头痛易复发并且恶化。

头痛门诊的一幕

十分敏感、情绪不安的孩子也容易出现偏头痛

你是否被别人说过"小时候和其他人有些不一样"？如果有这种经历，有可能是因为你是偏头痛患者。偏头痛受遗传因素影响比较大，很多都是母亲遗传给孩子的。

对某件事情过分执着、时而发出奇怪的声音、容易不安的孩子在儿科可能会被诊断为"小儿多动症"，他们其实是潜在的容易出现偏头痛的人群。或者说，容易出现偏头痛的人的大脑特别敏感，外界小小的刺激或者身体状况稍有变化，被大脑捕捉到后就很容易引起大脑兴奋。这种大脑敏感性增高在儿童时期会表现为与小儿多动症类似的症状。

除了头痛，孩子还会有腹痛、晕车、晕机等各种不典型的症状，周围的大人们需要仔细观察。

偏头痛随年龄的变化而改变

儿童期

对光、声音、味道反应过度，晕车，体位性黑蒙（直立性调节障碍），腹痛，表现为周期性呕吐的自体中毒症等，头痛以外的其他症状比较明显。

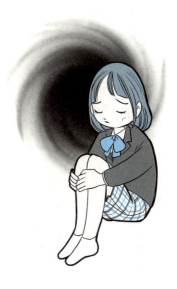

青春期

大脑兴奋时开始表现为头痛，容易被误解为装病、翘课或是因为烦恼导致的，对偏头痛置之不理。

20~40岁

开始表现为真正的头痛。大脑容易处于兴奋状态，是脑过敏综合征患者的潜在人群。

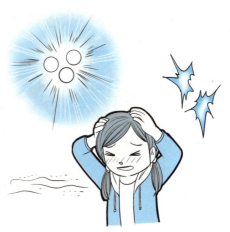

更年期以后

偏头痛很少再发作，但出现了持续性脑鸣、经常失眠，有的人可以出现性格改变。

头痛门诊的一幕

不受脑过敏综合征折磨，舒适地安度晚年

前面已经提到，患有偏头痛的人如果没有针对头痛进行正确的治疗与处理，大脑容易处于兴奋状态，成为脑过敏综合征的潜在患者。当然，不是所有的偏头痛患者都会变成那样。

但是，患者如果经常出现脑鸣、眩晕、失眠、抑郁、烦躁等不适的症状，可能会逐渐转变为脑过敏综合征。偏头痛发作时，大脑异常的兴奋状态不仅会导致记忆力和判断力下降，还会导致小脑功能障碍，这一点很少有人知道。

那么，为了今后不受这种折磨，舒适地安度晚年，生活中需要注意些什么呢？偏头痛是一种受遗传因素影响很大的疾病，有家族史的人很容易出现大脑兴奋，要注意避免恶化、保持大脑正常的功能。

首先，不要过度刺激大脑；其次，开始出现剧烈头痛时，要认识到这是过度敏感的大脑拉响的"警报"，不要置之不理或吃止痛药对付；最重要的是，到有诊疗能力的医疗机构去接受头痛的治疗。

在这里请再次确认是否存在以下三点情况。

- ☐ 现在,我有慢性头痛,觉得头很沉。
- ☐ 年轻的时候我有偏头痛,现在已经好了。
- ☐ 直系亲属里有人患偏头痛或其他慢性头痛。

★ 请自问自答,如果任意一条的回答为"是"的话,你有可能已经是脑过敏综合征患者了。

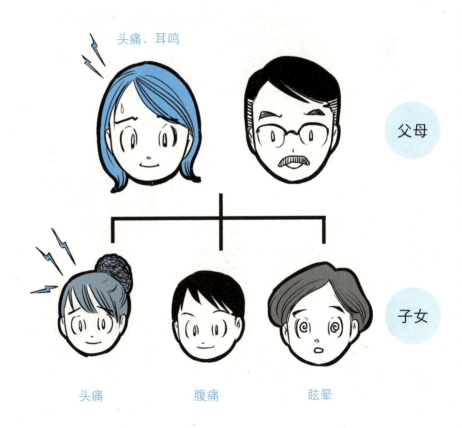

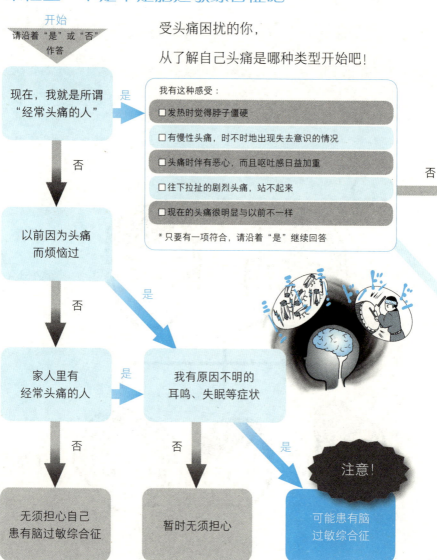

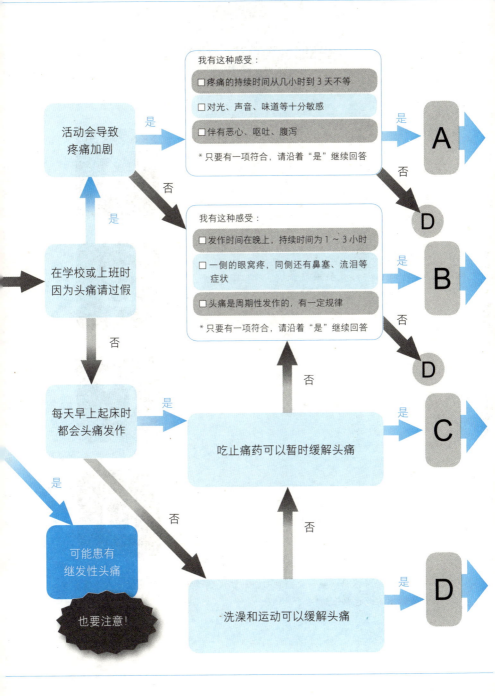

结果

可能性较高的头痛类型是

- 偏头痛
  ▶ 28 页 **A**

- 丛集性头痛
  ▶ 36 页 **B**

- 药物过度使用性头痛
  ▶ 52 页 **C**

- 紧张性头痛
  ▶ 44 页 **D**

＊如果是单纯的紧张性头痛，无须担心会转变成脑过敏综合征；但是有时会合并偏头痛，因此也要注意！

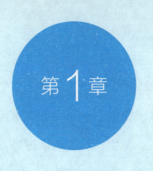

第1章

深入了解头痛的症状和原因

本章介绍偏头痛、丛集性头痛、紧张性头痛、药物过度使用性头痛……其特征和病因、诱因、有无先兆都会用通俗易懂的方式来说明。

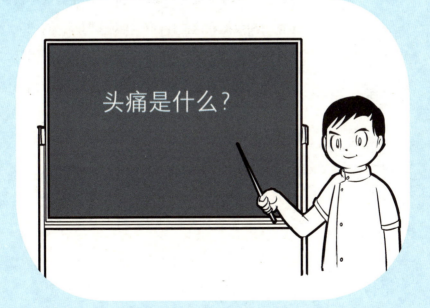

偏头痛：症状

> 对光、声音、味道变得敏感，而且随着脉搏一跳一跳地疼

　　偏头痛可以说是慢性头痛的代表。它的特点是在一侧或双侧的太阳穴附近随着脉搏一跳一跳地疼，和心脏的跳动相呼应。疼痛在1~2小时达到顶峰，持续时间从4小时到两三天不等。疼痛发作的频率一般是1个月1~2次，频繁的时候可以达到1周内1~2次。另外一个特点是在头痛发作时，活动会导致疼痛加剧。即便是头稍微倾一下、改变一下姿势，都会导致疼痛变得更加剧烈。

　　除了疼痛，偏头痛的其他症状也很严重。即使是微弱的光、声音、味道，甚至是很难注意到的程度，大脑也会很敏感地做出反应，产生令人不快的感觉。在头痛和这些伴随症状发作期间，有的人会躲在黑暗的房间里，有的人会2~3天卧床不起。

　　当大脑兴奋超过某一限度，就会以疼痛的形式表现出来，这样来理解偏头痛比较简单。

除了疼痛，偏头痛的其他症状也很严重

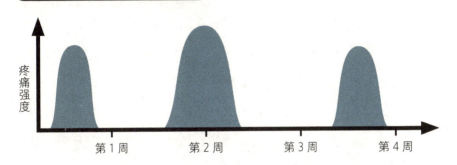

疼痛的发作频率

- ☐ 随着心脏跳动而一跳一跳地疼
- ☐ 单侧太阳穴疼痛较多见，但也有双侧疼痛
- ☐ 闻到香烟或香水的味道会觉得不适
- ☐ 疼痛影响到日常生活，甚至卧床不起
- ☐ 伴有恶心、呕吐、腹泻
- ☐ 觉得电视节目的声音很吵
- ☐ 活动会导致疼痛加剧
- ☐ 觉得日光灯的光很晃眼

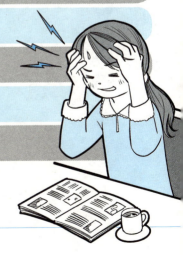

偏头痛：病因

压力导致大脑兴奋和血管收缩，刺激三叉神经引起疼痛

导致偏头痛的最常见原因是身体或精神压力。我们的身体在受到过大压力时，血液中的血小板会释放出大量的5-羟色胺。5-羟色胺是一种神经递质，参与影响精神稳定、睡眠质量等，分泌不足的话容易出现抑郁、睡眠障碍。5-羟色胺大部分储存在小肠，在必要时转运到大脑发挥相应作用。

5-羟色胺大量释放的话，大脑的血管会突然收缩，导致血流减少；然后在体内被分解代谢，血液中的5-羟色胺逐渐耗竭，大脑的血管过度扩张；血管过度扩张的话，分布于大脑的三叉神经*受压，压迫刺激引起炎性介质释放，大脑血管的肿胀进一步加重；于是通过三叉神经包绕的三叉神经核向大脑传递刺激，大脑出现兴奋，引起偏头痛。

从三叉神经核向大脑传递刺激时，会经过呕吐中枢，所以会同时出现恶心。偏头痛时小肠内5-羟色胺的作用不稳定，导致腹泻。

*三叉神经：向大脑传递脸部的痛觉、冷觉、温觉、触觉等感觉的神经。

疼痛的机制——5-羟色胺的释放

凝集的血小板大量释放 5-羟色胺

⬇

大脑血管收缩

⬇

5-羟色胺释放,逐渐耗竭

⬇

脑血管急剧扩张

⬇

脑血管压迫三叉神经,**导致疼痛**

正常情况下的大脑血管和三叉神经

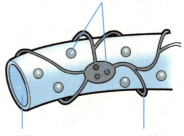

大脑血管和三叉神经有接收5-羟色胺的受体。

扩张时的大脑血管和三叉神经

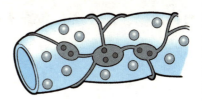

受到刺激的三叉神经释放炎性(疼痛)介质,血管进一步扩张。

偏头痛：诱因、先兆

导致恶化的原因
光线、声音、气压变化、睡眠不足等刺激都是

偏头痛是睡眠不足和激素改变导致身体状态发生变化，或者光线、声音、气味、气压变化、温度变化等外界刺激作为诱因引起的发作性头痛。

这些因素不仅会引起发作性头痛，同时也是导致头痛加剧的因素。光线特别明亮的地方及嘈杂的地方更容易引起症状恶化。

很多人在头痛之前的数小时会出现哈欠连天、肩膀酸痛、异常的空腹感等多种先兆症状；之后才表现出一跳一跳的搏动性头痛。

有的人在开始头痛之前会看到闪电一样的光，有闪烁、晃眼、持续不断的感觉。这是一种被称为"闪辉性暗点"的视觉先兆。因为能看见原本看不到的光而误认为是眼睛问题，所以前去眼科就诊的人不在少数。大脑中掌控视觉的枕叶兴奋，导致血管痉挛而产生了这种症状。闪辉性暗点是大脑敏感性较高的偏头痛患者容易出现的先兆之一。

引起偏头痛发作的原因

身体状态发生变化

- 疲劳、睡眠不足
- 感冒等
- 女性激素变化（月经）

因睡眠不足引起头痛，是提示全身疲劳的信号。

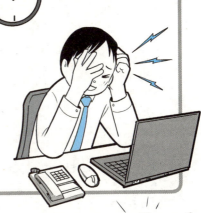

来自外界的刺激

- 声音
- 光线
- 气味
- 温度变化
- 气压变化
- 摄入酒精、巧克力等

有趣的旅行也可能会带来头痛。

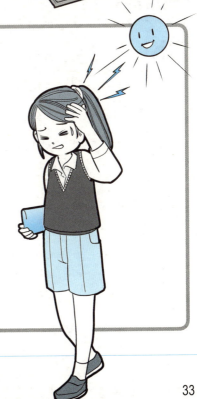

偏头痛：好发人群

好发人群是脑子转得快的人、美女、才女和喜欢美食的人

大脑极度活跃，轻微的外界刺激和身体状况改变都不会错过，也就是"脑子转得特别快的人"更容易出现偏头痛。

在现实生活中，这类人的才能一般都得到了充分的发挥；另一方面，也有着容易发生偏头痛的弱点。艺术家、音乐家、文学家、甚至是演艺圈的成功人士里，偏头痛患者不在少数。

因为雌激素参与了发病，所以偏头痛患者里女性占绝大多数。因为偏头痛而烦恼不已的"头痛女子"，在我看来有一个共同的倾向。这可能是我个人的偏见，但偏头痛患者里"美女"和"才女"很多。她们拥有与生俱来的优秀条件，而且能够全神贯注地做事，这类人更容易出现偏头痛。

另外，头痛女子中"美食达人"也很多，这可能与偏头痛是大脑过度敏感与兴奋性升高导致的疾病有关。

喜欢美食、有暴食倾向的"头痛女子"请注意！

据报道，近几年欧美的偏头痛女性比没有偏头痛的女性血液总胆固醇更高。为了满足"异常的空腹感"这一先兆，头痛女子可能更容易对美食产生兴趣、出现暴食倾向。

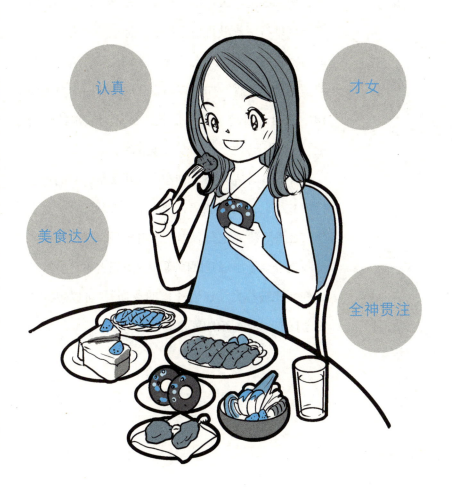

丛集性头痛：症状

痛得抓狂、满地打滚！令人痛不欲生的丛集性头痛

在慢性头痛里，丛集性头痛是一种有剧烈疼痛感的头痛。头痛会持续一定的时间，基本上每天都会发作，所以叫作丛集性头痛。

晚上睡觉后1～2小时必定会出现剧烈的疼痛，仿佛眼睛要被挖出来一样。疼痛太过剧烈，以至于满地打滚、敲打自己的头、撞墙等异常行为也时有发生，但是过一会儿疼痛就消失了，这是十分典型的发作过程。如果疼痛发作时，伴有大量的流涕、流泪、眼睑下垂等症状，被称为"霍纳综合征"，多见于男性，是非常罕见的头痛。

疼痛有时持续15分钟左右即可缓解，有的也会持续数小时。这种头痛大概在1～2个月内反复发作。轻者对疼痛抱有恐惧，重者出现惊恐发作，害怕睡觉以至于出现睡眠障碍。这类患者不在少数。这种头痛被称为"逼近死亡的头痛"，可以想象这是怎样的一种痛苦的感受。

剧烈的疼痛！像是用火钳把眼睛剜掉一样

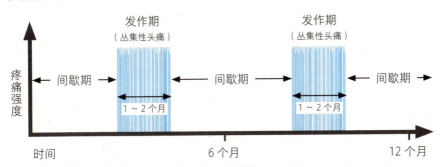

- ☐ 疼痛局限于一侧
- ☐ 像是要把一侧眼睛挖出来一样疼
- ☐ 单侧头痛
- ☐ 额头及颜面部出汗
- ☐ 眼睛充血、眼睑下垂、流泪
- ☐ 鼻塞或流涕不止
- ☐ 疼得坐立难安

疼得坐立难安

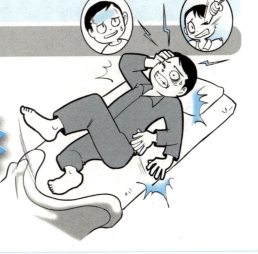

丛集性头痛：病因

人体生物钟紊乱引起的疼痛，是因为大脑过于敏感？

虽然丛集性头痛是由于大血管（颈内动脉）出现了炎症，从而在眼睛后方引起相应症状的疾病，但是其发病机制仍尚未阐明。因下丘脑人体生物钟紊乱引起了丛集性头痛，是关于病因的一个假说。

我们的生活环境已经变了：一整晚都灯火通明，直到睡前最后一刻一直都在看电脑或手机，整个社会不分昼夜地24小时连轴转。从孩子到成人，每个人的生活都变得"夜猫子化"。

这种生活造成的影响就是人体生物钟紊乱。因此，三叉神经（向大脑传输颜面感觉的神经）捕捉到了错误的信息，误把冷感、温感感知为"痛感"，释放出引起疼痛的炎性介质，从而引发剧烈的头痛。

和偏头痛一样，大脑容易兴奋的人更容易出现剧烈的疼痛。

疼痛的机制——三叉神经捕捉到了错误的信息

由于人体生物钟紊乱导致错误信息传输

↓

周围的三叉神经把这一信息当成"疼痛"捕捉并释放出炎性介质

↓

颈内动脉扩张、发炎，刺激三叉神经

↓

引起疼痛

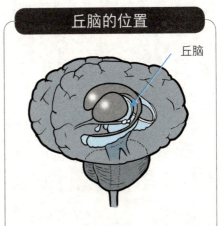

丘脑的位置

下丘脑的视交叉上核是人体生物钟所在的部位。

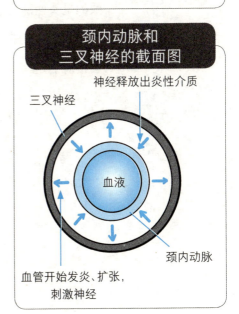

颈内动脉和三叉神经的截面图

神经释放出炎性介质
三叉神经
血液
颈内动脉
血管开始发炎、扩张，刺激神经

丛集性头痛：诱因、先兆

季节交替时和年末年初多发，身体虚弱和人体生物钟紊乱都会成为诱因

初春及入秋等季节交替时，以及忙碌的年末年初都是身体容易抱恙的时期；再加上自身不注意健康，出现人体生物钟紊乱及病毒感染（流感病毒、带状疱疹病毒等）的话，都会导致丛集性头痛。

丛集性头痛有以下两种方法可以预测。发作期大脑异常的兴奋状态不是短时间内就能达到的，在发作前1～2周，大脑的兴奋性逐渐升高，表现为入睡困难、早醒等睡眠障碍。这些表现提示即将进入发作期。

另外，进入发作期时，和大脑的兴奋状态相一致的是头面部皮肤血流逐渐增加。早上起床时，额头和眼周发红的话，是即将进入发作期的征兆。与之相对的是，发红部位的颜色逐渐变淡、开始变得想睡觉的话，说明发作期即将结束。

发作期先兆

进入发作期的征兆

早上起床时额头和眼周发红,这就是即将进入发作期的先兆。皮肤像橘子皮一样又红又饱满,被称为"橘皮征"。

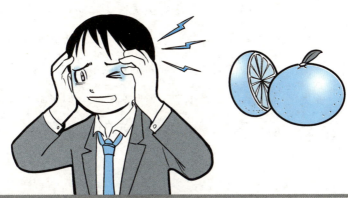

检查睡眠质量

出现没有原因的入睡困难、就寝后好几个小时仍然没有睡着、早醒等睡眠障碍症状,说明即将进入发作期。

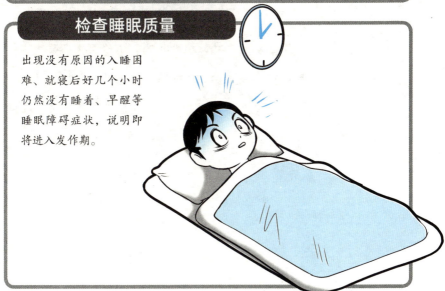

丛集性头痛：好发人群

大部分是工作积极能干的热情男性
嗜酒者、重度吸烟者、好女色之人？

丛集性头痛患者的男女比例是（7～10）：1，男性患者占绝大多数。此外，好发于20～30岁的热情男性，几乎没有性格温和安静的男性，这也是本病的特点之一。

那么，容易出现丛集性头痛的热情男性是怎样的人呢？工作积极能干，周末热衷于高尔夫等户外运动。他们有一个显著的特点是精力旺盛，而且，嗜酒者、重度吸烟者、好女色之人似乎较多。这一点可以和发作期大脑异常兴奋联系起来。

最近欧美的研究发现，丛集性头痛的女性患者有逐渐增多的趋势，理由之一是女性的生活习惯逐渐男性化。这一方面确实无可否认，但其实很多女性是偏头痛合并丛集性头痛。不论医生还是患者，都很难注意到除偏头痛以外还合并有丛集性头痛，因而容易判断错误：只诊断了偏头病，丛集性头痛未下诊断。

发作期要注意!
引发头痛的三大诱因

饮　酒

酒精有扩张血管的作用，因此在发作期（头痛发作期间）喝酒诱发头痛的风险会增高。

吸　烟

吸烟时，鼻腔内黏膜的神经节（相当于接收各种信号的卫星）受到烟草的刺激，头痛发作变得更频繁、疼痛更剧烈。

约　会

共同进餐的话并无影响，想要进一步发展时要适当注意。睡眠不足会导致头痛症状恶化。

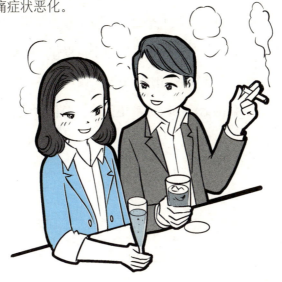

紧张性头痛：症状

日本人最常见的是压力导致的紧张性头痛

慢性头痛里最常见的一类是紧张性头痛。它被比喻成"孙悟空的头箍"，其特点就是头部周围好像有东西紧紧箍着一样的钝痛。

长时间伏案工作和开车之后，头部发沉、紧箍同时伴有严重的肩颈部疼痛，是紧张性头痛的典型表现；有时还伴有头晕和走路不稳、眼部疲劳、全身疲劳等。每次都是不知不觉开始头痛，几乎每天都有症状，下午4点左右有逐渐加重的趋势。

紧张性头痛可分为间断出现的"反复性紧张性头痛"和每天都会出现的"慢性紧张性头痛"两大类。反复性紧张性头痛每个月发作时间少于15天。一旦发作，几乎每天都会出现，疼痛持续时间约30分钟，持续1周左右。慢性紧张性头痛是几乎每天都会出现头痛发作，每个月发作时间超过15天，每年发作时间超过180天。如果转变为慢性紧张性头痛的话，不仅治疗更困难，对日常生活也会造成很大影响。

像被"孙悟空的头箍"箍紧了一样的剧烈疼痛

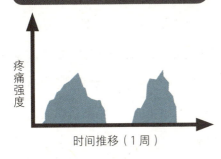

反复性紧张性头痛

疼痛强度 / 时间推移（1周）

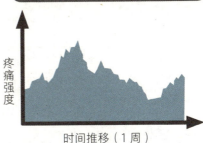

慢性紧张性头痛

疼痛强度 / 时间推移（1周）

☐ 觉得头周围紧箍着疼，头部发沉

☐ 下午4点左右开始出现症状

☐ 轻飘飘的头晕感，走路不稳

☐ 脖子和肩膀、背部有明显的酸痛感

☐ 活动身子的话症状有所减轻

☐ 觉得眼睛疲劳

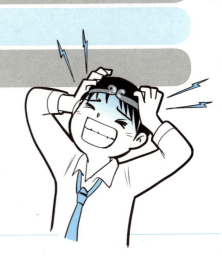

紧张性头痛：病因

乳酸和丙酮酸等代谢废物堆积，刺激神经

紧张性头痛由大脑神经兴奋性增高、姿势不正、压力过大等原因引起。偏头痛因血管扩张刺激三叉神经而引发，紧张性头痛的机制则完全不同。

肌肉的紧张性升高时，头两侧的颞肌、从颈部肌肉到肩背部覆盖的肌肉收缩，血液循环变差。血管内的血流出现停滞，产生乳酸和丙酮酸等代谢废物。这些代谢废物在肌肉中堆积，刺激肌肉里的神经，导致持续性的疼痛。

与稍微一动头痛就会加剧的偏头痛不同，出现紧张性头痛时，活动身体也不会导致疼痛加剧。活动热身可以让肌肉紧张得到缓解，反而会觉得很轻松。

这是因为活动刺激了收缩的血管，促进了血液回流。代谢产物堆积是导致疼痛的根本原因，解除了这一危机疼痛自然就会减轻。

疼痛的机制——长时间保持同一姿势会引发头痛

身心的压力会导致肌肉紧张僵硬

↓

在肌肉里走行的血管受到压迫，血液循环变差

↓

乳酸等代谢产物开始堆积，刺激神经

↓

引发头痛

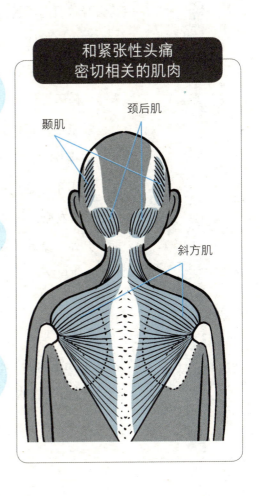

和紧张性头痛密切相关的肌肉

颞肌　颈后肌　斜方肌

紧张性头痛：诱因、先兆

玩电脑、开车、身体发凉会导致神经和肌肉紧张性升高

目前认为压力与情绪不安、长时间保持同一姿势会导致肌肉紧张、眼睛疲劳，因此而引起的刺激可以诱发紧张性头痛。另外，头痛也可以转变为压力，进一步引起肌肉收缩，导致头痛加重，从而陷入恶性循环。

紧张性头痛的诱因之一是身体承受的压力过大，与操作电脑时上半身前倾、低头玩手机、开车、使用不合适的枕头睡觉等长时间姿势不正有关。身体发凉、运动不足等也可以引起发作。

另外，家庭纠纷和工作不顺等精神压力过大时，也可导致神经和肌肉紧张，诱发紧张性头痛。

随着电脑和智能手机的普及，主诉紧张性头痛的年轻人逐渐增多。和偏头痛一样，虽然不至于影响日常生活，但转变为慢性头痛后治疗变得更加困难，也会让患者痛苦。

容易引起紧张性头痛的伏案姿势

✗ 容易导致肩膀酸痛、头痛的姿势

腰部轻微前屈的姿势是不稳定的，下颌也会略向前，导致颈部的稳定性下降。颈椎弯曲会引起脖子疼痛，也会给腰背部造成负担。

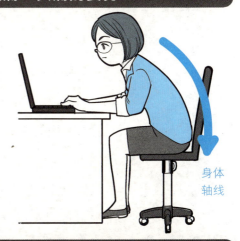

坐在椅子上的正确姿势

以不会给颈部造成负担、轻松的姿势来操作电脑吧。

❶ 背部挺直，视线向下10°左右。

❷ 背部和椅子之间的空隙里垫放一个腰枕。

❸ 肘部放在椅子扶手上。

❹ 身体轴线与骨盆垂直。

❺ 向后靠坐，臀部接触到椅子靠背。

❻ 膝关节在骨盆下方。

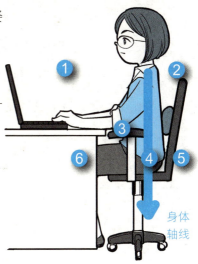

紧张性头痛：好发人群

适合穿和服的"溜肩"人群，几乎都患有紧张性头痛

日本有肩膀酸痛症状的人极多。这是因为日本人延续了在榻榻米上生活的习惯，容易形成前倾姿势。

紧张性头痛和肩膀酸痛往往是结伴出现的。在觉得肩膀酸痛时，如果伸展肩颈部可以改善症状的话，就可以认为存在紧张性头痛。在女性人群中，适合穿和服的"溜肩"人群几乎都有紧张性头痛。平肩（与溜肩相对，肩膀较挺、端着肩膀）人群很少有紧张性头痛。

患者到医疗机构就诊，主诉"肩膀酸痛、头痛"的话，一般会先拍一个X线片，然后医生会说："脖子的骨头（颈椎）有问题，就是这个原因引起了头痛。"我们常说的"肩"，其实在解剖学上只是"颈部的某一部分"。真正意义上的"肩"指的是手臂根部肩胛骨周围的结构。因此，大家所谓的"肩膀酸痛"其实是"脖子酸痛"。

单肩包的背法

以下人群要注意

经常背着很重的单肩包走路、买很多东西两只手都拿不下……
肩部和手臂长时间负重的话，容易导致肌肉紧张、慢性供血不足。

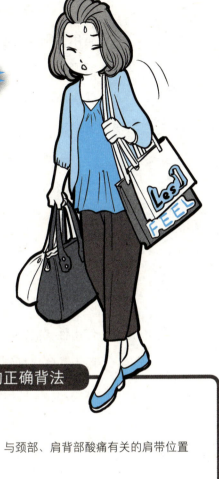

肩带的正确背法

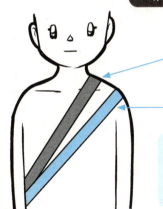

✕ 与颈部、肩背部酸痛有关的肩带位置

◯ 肩带挂在肩胛骨的位置

单肩包即挂在肩膀上的背包。
正常情况下，应挂在肩胛骨上。

药物过度使用性头痛：症状

大脑兴奋性升高引起的严重后果，止痛药解决不了问题

"头一直都很疼，每天都在吃药。""吃了药也不管用，所以又吃药了。""止痛药吃太多，导致胃不舒服。"这样的慢性头痛患者应该不在少数。经常头痛而不停吃药的话，有可能出现药物过度使用性头痛。

头痛几乎每天发作，表现为断断续续的疼痛。虽然服药可以使症状暂时得到缓解，但很快再次出现头痛。因此，药物的种类和剂量不断增加。以上是药物过度使用性头痛的典型表现。

这里的药物包括在药店可以买到的止痛药和医院处方的止痛药等治疗急性头痛的药物。药物过度使用性头痛是频繁服用这些药物引发的头痛。仅靠服用药物来抑制头痛，而忽视潜在的大脑过度兴奋状态，只会让头痛的情况越来越糟。

疼痛发作时觉得不安，必须要吃药才行

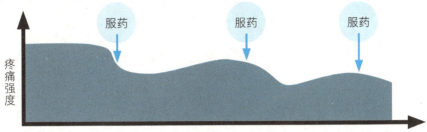

已经习惯了早上起床就马上服药的人不在少数。

☐ 从黎明或早上开始，一整天都觉得头又沉又疼

☐ 头痛发作时十分不安，必须要吃药才行

☐ 药效持续时间短，很快再次出现头痛

☐ 吃完了药的话，头一跳一跳地疼

☐ 每个月有超过15天要吃止痛药

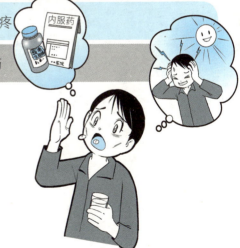

药物过度使用性头痛:病因

大多数都是因为偏头痛迁延不愈引起的

慢性头痛患者长期服用止痛药的话,可能会出现药物过度使用性头痛;其中,偏头痛患者尤其需要注意。

偏头痛一旦症状缓解,疼痛就能够奇迹般地完全消失,平时没有任何症状。因此,只有在疼痛出现的时候才吃药,或者忍着不吃药的人也并不少见。

如果服用非处方药就能控制住的话当然很好,如果这些药物效果不佳,导致每天都要服用,或者疼痛严重影响日常生活却仍选择自行处理的话,偏头痛很容易迁延不愈。

止痛药滥用不仅会引起慢性头痛,也可能会带来全身性的影响。持续服用非处方止痛药20年以上的话,容易导致高血压。另外,还可能伤害胃黏膜而引起消化道溃疡。请不要自己处理,应尽早到医院就诊。

疼痛的机制——即将变为脑过敏综合征的状态

反复抑制"头痛"这一表面症状

无法抑制大脑兴奋，疼痛阈值 下降

出现慢性疼痛

处理得当的话，随着年龄增长疼痛阈值上升，很难出现头痛

疼痛的阈值
大脑兴奋程度超过这条线即会引发头痛

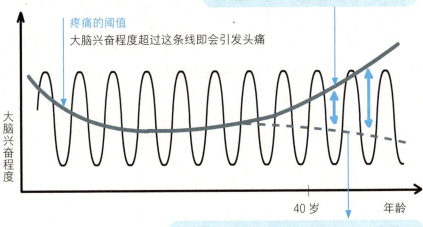

大脑兴奋程度

40岁　　　年龄

药物过度使用会导致疼痛阈值下降，越来越容易出现头痛

*阈值：引起兴奋所必需的最小刺激的数值。

恶化的关键因素：压力

比起繁忙的工作日，周末和节假日更危险

压力过大可以导致大脑兴奋，但压力持续存在的话反而很难引发头痛，危险的是周末及节假日等从压力中解放出来的时候。

那么，为什么是从压力中解放出来的时候更容易头痛呢？

这和现代人的生活方式有关：平时为工作整天操劳，到了休息日则呼呼大睡。休息时自主神经中的副交感神经占优势，心情放松，使脑血管扩张，刺激三叉神经，因而更容易诱发头痛。

在休息日放松的状态下出现的头痛，被称为"假日型头痛"。

最近，在周一和周二头痛发作的人越来越多，即所谓的"周初型头痛"。这是因为休息日也没能充分休息，夜晚疲劳感来袭、导致睡眠不足而引起的。

压力如何加剧头痛

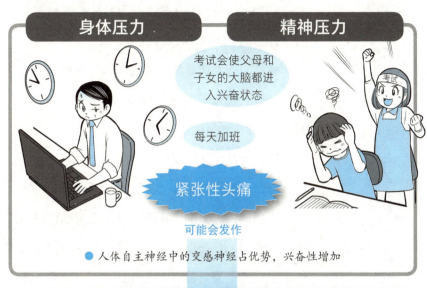

身体压力 / **精神压力**

考试会使父母和子女的大脑都进入兴奋状态

每天加班

紧张性头痛

可能会发作

● 人体自主神经中的交感神经占优势，兴奋性增加

从压力解放出来时

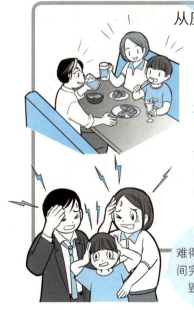

饮酒导致血管更容易扩张

偏头痛

可能会发作
● 体内的副交感神经占优势
● 肌肉紧张得到舒缓，血管也开始扩张
● 5-羟色胺减少，血管进一步扩张

难得的休息时间完全被头痛毁掉了！

恶化的关键因素：病毒

从儿童时期就潜伏在体内的带状疱疹病毒刺激三叉神经

最近，中老年人的带状疱疹发病率急剧增加。这是一种病毒感染，表现为持续性的针刺样疼痛和带状分布的小而红的皮疹和小水疱。

感染的病原体是带状疱疹病毒，这种病毒可能和丛集性头痛及偏头痛所伴发的异常性疼痛*有密切的关系。

感染带状疱疹病毒的话，可能会引起水痘。很多人在儿童时期会感染水痘，发病后1周左右即可痊愈。但是，这里的"痊愈"并不是说病毒被消灭掉了。实际上，病毒一直潜伏在三叉神经的三叉神经节里。在季节交替时和因感冒、压力过大等造成身体免疫力低下的时候，带状疱疹病毒复燃（从休眠状态变成活动状态），引起相应的症状。

目前怀疑带状疱疹病毒参与并引发了很多症状。丛集性头痛发病与其的关系还需要进一步深入研究。

---

* 异常性疼痛：偏头痛发作早期表现出来的感觉异常，可见于60%～80%的患者。

潜伏在三叉神经里作恶

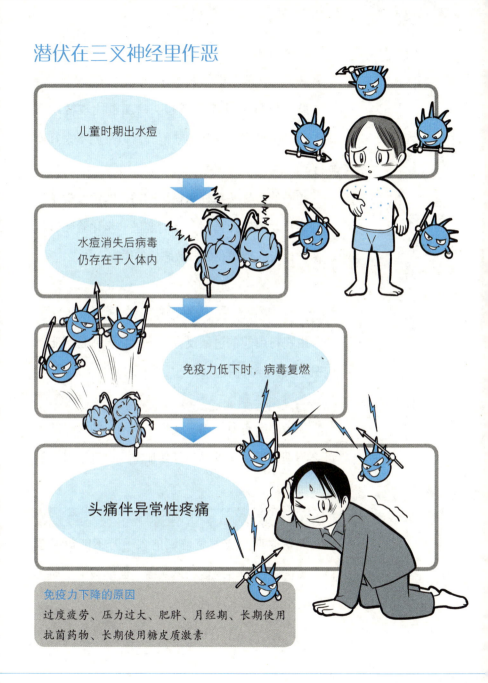

恶化的关键因素：其他疾病

鼻和甲状腺疾病更容易引起严重头痛

某些看起来和头痛没有关系的疾病，有时却是导致头痛恶化的关键因素。

感冒这种急性疾病引起头痛加重比较容易理解，慢性鼻窦炎和甲状腺功能异常似乎就不太好理解了。

顽固的慢性头痛症状持续的话，即使接受了适当的治疗也没有改善时，就需要进一步化验和进行影像学检查，查找有无导致恶化的原因。

花粉症

由花粉引起的过敏反应，导致黏膜血管肿胀，刺激三叉神经末梢。

龋齿

牙齿内部有血管和三叉神经末梢，如果对龋齿置之不理的话，不仅导致牙疼加重，也可以引起偏头痛恶化。

支气管哮喘

儿童时期有支气管哮喘的人千万不能放松警惕。支气管哮喘容易合并偏头痛，连续服用止痛药还容易引起支气管哮喘发作。

鼻窦炎

鼻深部存在着的腔隙结构，称为鼻窦，它们发挥着气垫作用，保护着大脑。鼻塞时，包含着空气中的细菌和病毒的鼻涕会积存在鼻窦里，刺激分布在鼻黏膜里的三叉神经，引起偏头痛和丛集性头痛的恶化。

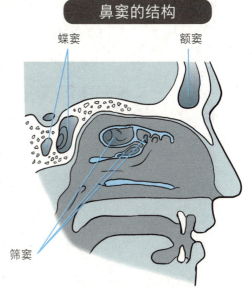

鼻窦的结构：蝶窦、额窦、筛窦

甲状腺功能异常

甲状腺功能亢进时，每天都会有剧烈的疼痛，加剧偏头痛症状。相反，甲状腺功能低下时，头可能会发沉，出现类似于紧张性头痛的症状。

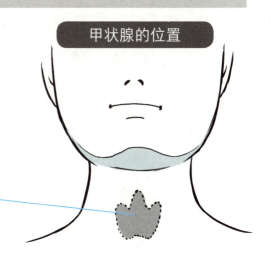

甲状腺的位置

甲状腺
分泌促进新陈代谢的甲状腺激素。漱口水可能含碘，注意不要使用过度！

要注意鉴别的疾病

头痛的病因不同，治疗也不同

患有慢性头痛的人，需要鉴别头痛症状是大脑兴奋引起的，或是别的原因引起的，因此有必要进行头部CT和MRI等影像学检查。

中老年患者出现头痛，要考虑是脑梗死或脑出血等脑血管疾病后遗症的可能。

另外，生活习惯紊乱及由此导致的生活习惯病、自主神经功能紊乱等也可能和头痛有关。

慢性中耳炎

位于耳深处的中耳出现了炎症，伴有耳鸣、听力减退、眩晕、恶心等症状。

咽鼓管狭窄

连接耳和咽部的咽鼓管内腔发炎、堵塞。耳朵有堵塞感，耳鸣，觉得自己声音很响亮。

梅尼埃病

因淋巴液积聚导致控制平衡的内耳功能低下，有头晕伴视物旋转、耳鸣、听力下降等症状。

突发性聋

原因尚不明确，突发的单侧耳听力丧失，有耳鸣、头晕伴视物旋转、恶心等症状。

听神经瘤

脑肿瘤的一种，好发于三叉神经和听神经。虽然是良性肿瘤，但长大后可压迫脑干，伴有听力下降、耳鸣、头晕及走路不稳等症状。

脑肿瘤

脑部肿瘤的总称。根据肿瘤部位、大小的不同，可引起多种症状。也可发生于颞叶（见69页），引起听力下降、耳鸣等。

脑梗死

由大脑动脉管腔狭窄、堵塞，供血不足导致。完全堵塞的话供血区域的大脑组织会出现坏死，表现为头晕、耳鸣、听力下降、手脚麻木等。

脑血管异常

动脉硬化和动脉瘤等脑血管异常压迫听神经时，可出现头晕、耳鸣、听力下降等。

脑出血

脑血管破裂出血。小脑和脑干的血管破裂出血时，可出现剧烈的头晕和呕吐症状。

良性阵发性眩晕

向上、向下、翻身等大脑位置改变时引起头晕发作，症状包括头晕、恶心等。

前庭神经炎

传输平衡觉的神经出现了炎症，会有剧烈的头晕伴视物旋转症状。

失眠、不安

没有大脑和耳的器质性异常，但头晕、耳鸣、失眠的症状持续存在，伴有明显的注意力低下、情绪低沉、不安等，可能存在抑郁或恐惧症。

要注意鉴别的疾病

全身性疾病也会影响头痛

生活习惯紊乱

过度劳累、压力过大、偏食、不规律的生活、睡眠不足等生活习惯紊乱时，更容易出现不适的症状。可能会引起生活习惯病，导致头痛症状进一步恶化。

高血压

血压升高时颈动脉处可闻及血流声，会被误认为是耳鸣。容易造成动脉损伤，也可以引起失眠。

糖尿病

血糖持续偏高的话，动脉硬化进展较快，更容易引起供血不足。

脂代谢紊乱

血液中的脂质（胆固醇、甘油三酯等）过多的状态，加快动脉硬化。

自主神经功能紊乱

生活习惯紊乱和压力可造成自主神经系统调节异常，引起多种不适症状。

绝经

到了更年期，自主神经功能开始不稳定，可产生多种不适症状——头痛、头晕、耳鸣、燥热……

动脉硬化

动脉血管变硬，失去弹性，血液流动减慢，出现淤滞，是造成脑梗死和心肌梗死的原因。

第2章

脑过敏综合征的诊断和头痛治疗的新进展

本章将针对备受关注的脑过敏综合征进行解释。因其本质仍是头痛，本章还将介绍头痛的诊断、检查、治疗等知识。

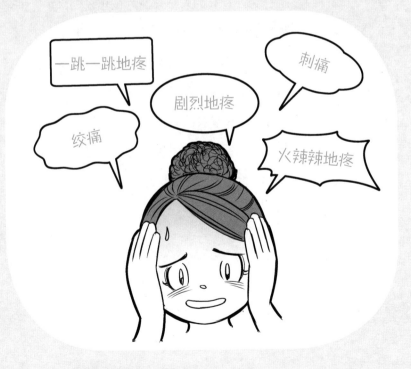

脑过敏综合征

耳鸣、头晕、失眠、抑郁感，大多数偏头痛患者都置之不理

患脑过敏综合征的人，大多数没有接受过正规的偏头痛治疗。

严谨地说，大约在10年前，针对偏头痛尚缺乏有效的治疗药物，医生更倾向于使用止痛药直接镇痛。这样做的结果就是对大脑的兴奋状态视而不见，在大脑上留下了印记。

脑过敏综合征的症状不仅包括耳鸣（脑鸣）、头晕、听力下降，还包括失眠、不安、抑郁等。有的人还会反复出现容易忘事、脾气暴躁、行为奇特等。另外，有的人被诊断为阿尔茨海默病、抑郁、恐惧症等，实际上也是脑过敏综合征。

长期对偏头痛置之不理的话，大脑的兴奋状态持续存在，就引起了各种症状。现在，如果患有偏头痛的人没有接受正确的治疗，仍然有可能转变为脑过敏综合征。在发展到这一步之前，准确的诊断和接受恰当的治疗是十分重要的。

脑过敏综合征的发生机制

偏头痛处理不当将引起
脑过敏综合征

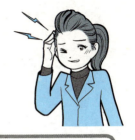

一味忍耐	滥用止痛药	错误的认识
"忍忍就好了！"如果就这样放着不管的话，会慢慢转变为慢性疾病。千万不要忍耐。	止痛药服用过多的话，可能会出现另一种被称为"药物过度使用性头痛"的慢性头痛。	头痛可以分为偏头痛、丛集性头痛、紧张性头痛等，治疗方法也有所不同。不要轻视，不要陷入"不就是头痛么"的陷阱，要接受合适治疗。

这种状态持续的话，异常的大脑兴奋就会转变为慢性的脑过敏综合征！

脑过敏综合征引起的不适症状

- 脑鸣
- 失眠
- 不安
- 易怒
- 头晕
- 恶心
- 抑郁

脑过敏综合征

但这并不是因为大脑的兴奋状态受到抑制

随着年龄增加，头痛的程度有所减弱，

各位读者，到医院就诊时被告知"随着年龄增长，偏头痛自然就好了""年龄大了疼痛就会缓解"的人应该有吧？

确实是这样的。随着年龄增长，很多人的偏头痛会逐渐减弱。偏头痛是大脑血管异常扩张，在血管周围的三叉神经受到刺激，引起大脑兴奋导致的。但是，人到了中老年阶段，大脑血管出现动脉硬化*，血管很难再出现异常的扩张。因此，刺激也很难再传递到三叉神经，疼痛就减轻了。

不过，即使疼痛减轻了，也不意味着大脑的兴奋状态受到了抑制。偏头痛发作时大脑反复兴奋，刺激在枕叶、颞叶、感觉中枢丘脑、掌管头晕和平衡觉的小脑之间被反复传递，导致大脑各部位无法发挥正常作用，引起各种各样的功能障碍。

* 动脉硬化：见64页。

大脑各部位名称及相应职责

大脑里不同的部位,其职责各异。不同部位之间彼此传递信息,协同合作控制着身心的平衡。

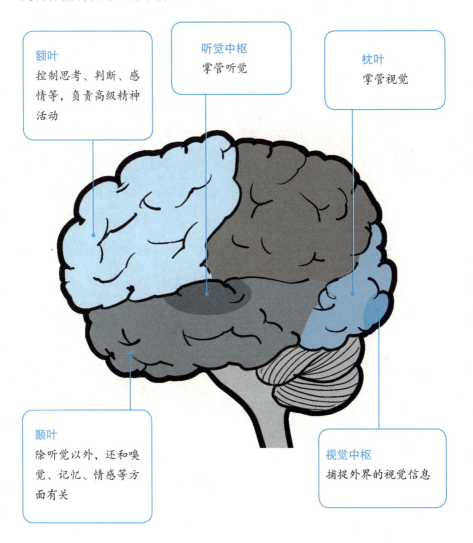

额叶
控制思考、判断、感情等,负责高级精神活动

听觉中枢
掌管听觉

枕叶
掌管视觉

颞叶
除听觉以外,还和嗅觉、记忆、情感等方面有关

视觉中枢
捕捉外界的视觉信息

脑过敏综合征的诊断

根据体质和症状、大脑活动情况选择治疗方法

脑过敏综合征是一种新的疾病，着重于一系列症状的共通之处——大脑过度敏感。大脑变得容易兴奋而产生了各种症状，但是不论患者到哪里就诊，都被告知"原因未明""身体无恙"，被到处推来推去，又为了控制症状吃了很多药。这样的人应该不少吧？

如果知道这些症状是大脑过度敏感引起的，就不会束手无策了。抓住疾病的本质，不被眼前的症状所迷惑，必然能找到合适的治疗方法。只要能明确诊断是脑过敏综合征，就能找到合适的治疗方法。

诊断准确、治疗恰当的三个条件

☐ 排除这些症状是由其他疾病导致的可能（排除检查）

☐ 详细了解迄今为止的症状和诊疗经过（问诊）

☐ 拜访头痛专科医生

脑过敏综合征的诊断流程

问诊

首先通过问诊,判断是否为大脑过度敏感的体质。一边回顾就诊前的生活情况,一边确认父母或子女有无慢性头痛的家族史。

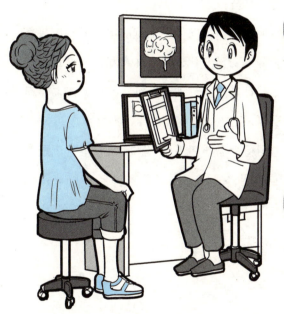

排除检查

根据症状选择CT或MRI等检查。

脑电图检查

完善脑电图检查,确定是否存在大脑过度敏感。

诊断

综合判断是否存在脑过敏综合征。合并头痛的话要进一步诊断,明确偏头痛、丛集性头痛等。

脑过敏综合征的检查

通过脑电图即可判断是否存在大脑过度敏感

诊断脑过敏综合征的话，必须完善脑电图检查。请不要接受没有做脑电图就给出的诊断。

大脑活动时，位于大脑的神经细胞之间彼此有微弱的电信号，刺激信号通过电信号的流动来传达。捕捉这个电信号并转换为波形曲线的检查就是脑电图检查。通过观察脑电波的波形，可以判断大脑是否容易兴奋。

一般情况下，传向神经细胞的电信号在有规律地进行着强弱交替变化，稍作休息和正常活动交替出现。如果怀疑是脑过敏综合征，大脑对刺激会有过度的反应，脑电波的变化规律就不复存在。

脑电图检查需要在清醒和睡眠状态下各记录20分钟左右。另外，还需要使用不同频率的光来刺激，观察枕叶的刺激波能波及大脑的哪一部分，以便与癫痫发作相鉴别。

脑电图

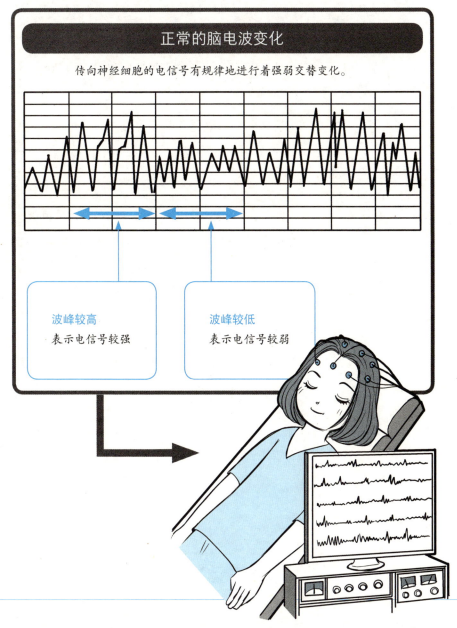

脑过敏综合征的治疗

> 应服用抗癫痫药、抗抑郁药等
> 控制症状的根本在于抑制大脑过度兴奋，

控制脑过敏综合征症状的根本在于抑制大脑过度兴奋，通过药物减轻大脑过度敏感状态是治疗的根本。如果诊断为脑过敏综合征的话，应该处方抗癫痫药、SSRI（选择性5-羟色胺再摄取抑制药）抗抑郁药等药物。

抗癫痫药虽然是用来预防癫痫*发作的，但它还有抑制大脑过度兴奋、促进睡眠的作用。

很多头晕患者会主诉不安、失眠，医生应该在处方维生素的同时予以某种抗癫痫药。一般而言，很多主诉失眠的患者已经在服用促进睡眠的药物了，但是效果并不理想。神经外科医生对于脑手术后使用抗癫痫药已经十分熟悉，可以灵活运用这种使用经验，对头晕的患者也给予抗癫痫药。

抗癫痫药可以显著地减少头晕的发作次数，患者的失眠症状自然就会得到缓解。

＊癫痫：反复出现突发抽搐和意识障碍的疾病。

药物是治疗脑过敏综合征的基石

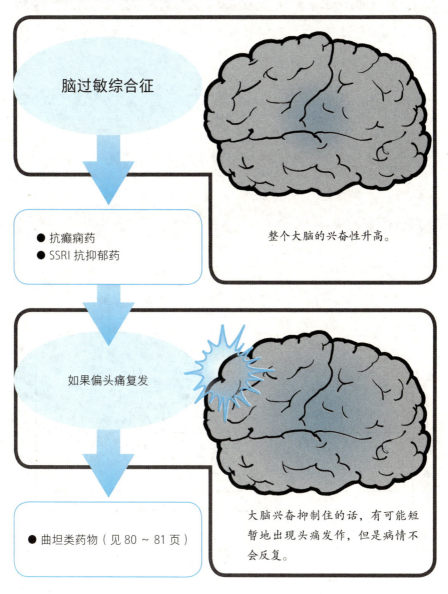

脑过敏综合征的治疗

抗癫痫药

抗癫痫药有抑制大脑神经细胞兴奋的作用,可出现嗜睡、头晕、恶心等副作用。

成分名称(商品名)
丙戊酸钠(德巴金)
卡马西平(得理多)
氯硝西泮(利福全)
托吡酯(妥泰)等

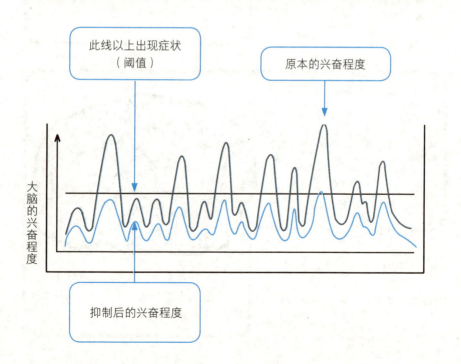

SSRI 抗抑郁药

通过调节大脑神经递质的量、提高出现症状的阈值来发挥作用。SSRI类药物只作用于神经递质中的5-羟色胺，可出现胃部不适等副作用。

成分名称（商品名）
盐酸阿米替林（盐酸阿米替林）
盐酸帕罗西汀（赛乐特）
盐酸舍曲林（左洛复）等

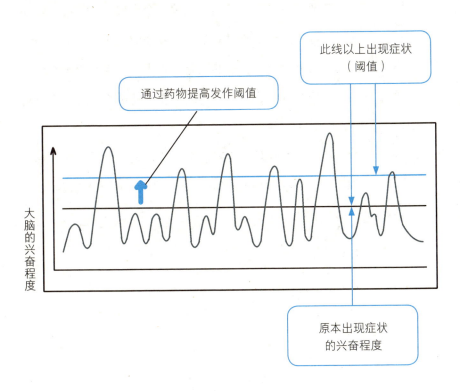

头痛的基本药物治疗

服用非处方药大多只是权宜之计，但不吃药的话问题更大

应该有不少人患有慢性头痛，只是随便吃点非处方药对付，一直在犹豫要不要去医院就诊吧？如果一个月里只用药1～2次倒没什么问题，但如果一个月有10次以上都需要用药的话就要警惕了。市面上售卖的大部分非处方药都只有止痛的作用，是短期改善症状的权宜之计。

有"忍一忍，很快就好了"的想法或者担心"药物效果越好副作用越大"而拒绝药物治疗的人要注意了，这种"不吃药、全靠忍"的处理方法问题更大。不及时遏制头痛发作时的大脑兴奋，转变为脑过敏综合征的风险会更大。一定要纠正对药物的误解，处理好已有的头痛，使用恰当的药物改善症状。

医生要综合考虑患者的症状、生活方式、各种药物的特性和服药是否便利等多个方面来选择药物。

治疗头痛的常用药物

非处方药

治疗头痛的非处方药全部都含有解热镇痛成分,有的情况下单用此类药物控制病情不理想。

处方药

医院除了止痛药,还有许多其他种类的药物。

止痛药

阻断疼痛传递的通路,从而预防疼痛的发生。在发作前或刚开始发作时立刻服用。

曲坦类药物

如果是偏头痛和丛集性头痛的话,此类药物可以抑制大脑过度敏感。疼痛加重时服用的话,不仅可以部分缓解疼痛,还可以抑制对光线和声音过敏、恶心等症状。

麦角胺制剂

通过收缩血管来缓解偏头痛和丛集性头痛引起的疼痛。这类药物可以收缩全身动脉血管,因此要警惕长期大量用药。另外,可能有恶心等副作用。

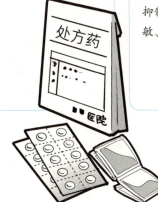

偏头痛的治疗

使用曲坦类药物，从根本上纠正大脑的兴奋状态

如今，偏头痛发作时不可或缺的药物是曲坦类药物。

这类药从2000年上市以来，已经成功取代止痛药和麦角胺制剂，成为治疗偏头痛的一线药物。它除了止痛，还能抑制大脑兴奋，是偏头痛的特效药物。

开始出现头痛时，首先服用1次。如果效果不理想，间隔2小时以上再服用1次。多数情况下，疼痛都能有所减轻。

但是，要注意吃药的时机。由大脑兴奋引起的偏头痛有打哈欠，肩膀酸痛，对光线、声音、味道过度敏感，恶心等前兆症状和闪辉性暗点等先兆，应在此时服用。

曲坦类药物比非处方药价格更高，但是，在发作时使用曲坦类药物可以充分地抑制大脑兴奋，避免未来转变为脑过敏综合征。这样的话还是很划算的。

曲坦类药物的种类

速效药物

成分名称	商品名	药物特点
舒马普坦	尤舒、纳川	注射10分钟、经鼻给药15分钟、口服给药1小时内起效
佐米曲普坦	天疏、卡曲	● 效果强 ● 口服的话在唾液作用下可快速溶解 ● 有口内崩解片剂
依立曲坦	Relpax	● 副作用少 ● 作用时间较其他药物略长
利扎曲普坦	欧立停、善清、欣渠	● 起效快 ● 有口内崩解的片剂,即使有恶心的症状也能服用

长效药物

成分名称	商品名	药物特点
那拉曲坦	Amerge	起效慢,但作用时间长,同一天几乎不会再发作

偏头痛的治疗

为了减少发作次数，搭配使用预防药物

偏头痛的治疗是以曲坦类药物为中心的综合治疗。但是，频繁发作者、发作时症状严重需卧床者只用曲坦类药物的话，药物剂量必然会偏大。为了避免这种情况出现，需要联合使用预防药物。

根据发作的频率和程度，不只是在疼痛发作时使用特效药，在没有症状时也要服用预防药物，从预防发作的角度来控制症状。也就是说，联合使用预防药和特效药。这样的话，不论是多么严重的偏头痛，都有可能逐步得到改善。

适合使用预防药物的情况

☐ 偏头痛每个月发作4次以上
☐ 发作频率较高，对日常生活造成影响
☐ 和发作次数无关，对疼痛抱有不安和恐惧

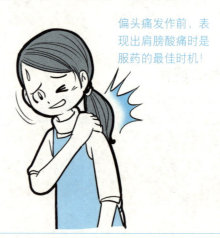

偏头痛发作前，表现出肩膀酸痛时是服药的最佳时机！

常见的预防药物

种类	成分名称	商品名	说明
β 受体阻滞剂	盐酸普萘洛尔	心得安	也可用作降压药
钙离子拮抗剂	盐酸洛美利嗪	后普	偏头痛发作初期效果佳
	盐酸维拉帕米	异搏定	丛集性头痛有效
血管紧张素 II 受体阻滞剂	坎地沙坦	必洛斯	降压药
	奥美沙坦	傲坦	
抗抑郁药	盐酸丙咪嗪	盐酸丙咪嗪	抑制 5- 羟色胺水平的异常波动
	盐酸阿米替林	盐酸阿米替林	
	盐酸舍曲林	左洛复	
	盐酸帕罗西汀	赛乐特	
5- 羟色胺阻滞剂	苯噻啶	苯噻啶	抑制 5- 羟色胺的功能，抑制脑血管收缩
	盐酸赛庚啶	盐酸赛庚啶	
抗癫痫药	丙戊酸钠	德巴金	抑制大脑神经细胞兴奋
糖皮质激素	泼尼松龙	泼尼松龙	抑制三叉神经炎症
抗病毒药	盐酸伐昔洛韦	维德思	怀疑疼痛由带状疱疹病毒引起时使用

丛集性头痛的治疗

摸清发作规律，头痛发作时立即使用速效药物

虽然丛集性头痛的症状特点非常明确，但误诊为三叉神经痛和重度偏头痛者也不少见。丛集性头痛有特定的治疗方案，一旦诊断错误，治疗可能毫无效果。

针对丛集性头痛引起的剧烈头痛，使用曲坦类药物是有效的；总结出发作规律，使用合适的预防药物（见83页）可以减少发作的次数。

初春或初秋、冬季，在意识到"快发作了"时，提前几天开始服用预防药物。另外，调整服药时间，药物效果最强时正好和容易发作的时间重合，并根据发作时的疼痛程度进行调整。

即使使用了预防药物，也仍然有可能会出现头痛发作。这种情况下，应该选择曲坦类药物中起效迅速的鼻喷剂喷鼻或注射剂自己皮下注射，剧烈头痛就可能得到缓解。

头痛发作时使用速效药物

鼻喷剂

与口服药相比,在大多数情况下速效的鼻喷剂15分钟左右即可起效。

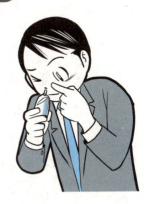

● 一天不超过2次,间隔时间2小时以上。

皮下注射

在皮下注射笔里装入含有药物的笔芯,在大腿或上臂进行皮下注射。药物起效迅速,约10分钟疼痛即可缓解。

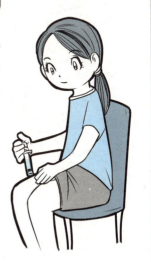

● 一天不超过2次,间隔时间1小时以上。

紧张性头痛的治疗

用肌肉松弛剂和抗抑郁药改善供血,缓解头痛

紧张性头痛的治疗不包括曲坦类药物。如果不合并偏头痛和丛集性头痛,那么改善供血的治疗是最重要的。

紧张性头痛是由于肌肉紧张引起血管收缩、血流淤滞导致的。因此,除了使用缓解疼痛的止痛药,还可使用肌肉松弛剂以缓解过度紧张的肌肉,以及抗焦虑药。

使用抗抑郁药可以提高疼痛的阈值*,改善对疼痛过度敏感的情况。抗抑郁药可作为偏头痛的预防用药,也非常适合紧张性头痛合并偏头痛的情况。

如果患者觉得脖子和肩膀、背部酸痛,立刻活动身体、改善肌肉紧张,可能就不至于出现头痛发作。

在偏头痛发作前,拉伸体操也可有效缓解身体酸痛的症状。

* 阈值:见55页。

紧张性头痛的药物治疗

种类	成分名称	商品名
肌肉松弛剂	盐酸乙哌立松	妙纳
	盐酸替扎尼定	凯莱通
解热镇痛药	对乙酰氨基酚	泰诺林、必理通、百服咛
	甲芬那酸	甲芬那酸
	洛索洛芬钠	乐松
抗抑郁药	盐酸阿米替林	盐酸阿米替林
	枸橼酸坦度螺酮	希德
	马来酸氟伏沙明	兰释
	盐酸帕罗西汀	赛乐特
	盐酸舍曲林	左洛复
抗焦虑药	依替唑仑	依替唑仑
	地西泮	安定片

在变得严重之前进行拉伸运动！

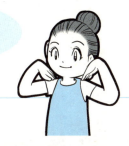
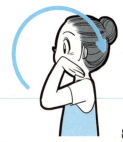

药物过度使用性头痛的治疗

一定要停用诱发头痛的药物

经常使用止痛药的人要注意，这种药物本身也可能是导致头痛的原因之一。一部分非处方止痛药和麦角胺制剂里添加了"无水咖啡因"这一成分，咖啡因在刺激中枢神经的同时，可以把水分排出体外、改善血管肿胀的情况，从而抑制偏头痛的症状。连续摄入咖啡因的话可能导致成瘾。另外，经常使用这类药物（一个月内有10天以上需要使用），可能导致药物过度使用性头痛。

药物过度使用性头痛的治疗，首先是停用相应的药物，切换为没有成瘾性的预防药物。如果因为经常使用止痛药而掩盖了原有的头痛症状，应该先明确以前的头痛类型，再选择相应的治疗。

如果出现药物成瘾，并且很难凭借自身毅力戒除的话，需要考虑入院治疗。

药物服用过多的纠正方法

停止使用常用的药物，以预防药物为主继续治疗

原有的头痛症状表现出来

住院1～2周，静脉使用镇静药和抗焦虑药，去除持续存在的大脑兴奋，改善症状。

根据头痛的类型选择相应的治疗

头痛症状减轻

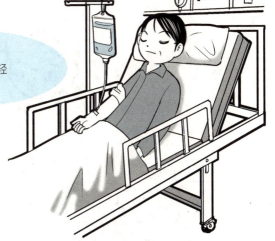

非处方药里成分单一的止痛药每个月的使用次数不要超过 10 次!

过多使用非处方药里的止痛药可能会诱发"药物过度使用性头痛"。不过,没有时间来就诊的话,"每个月有 1~2 次头痛发作"时使用非处方药也未尝不可。

不论是哪种药物,都要避免空腹服用,务必遵守说明书上的用法和用量。如果每个月的服药次数超过 10 次,请到医院就诊。

常见的非处方药

商品名	成分名称
阿司匹林	阿司匹林
百服咛	对乙酰氨基酚
美林	布洛芬

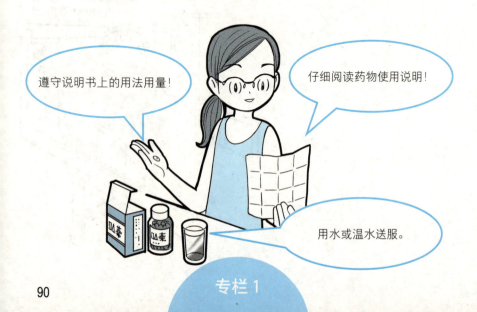

遵守说明书上的用法用量!

仔细阅读药物使用说明!

用水或温水送服。

专栏 1

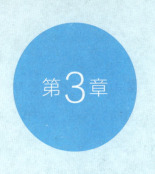

第3章

轻而易举!养成习惯,解决大脑的问题,缓解头痛

只要对生活方式、饮食等方面多加注意,就可以控制由大脑问题引起的头痛,减轻症状。努力纠正,享受舒适的日常生活吧。

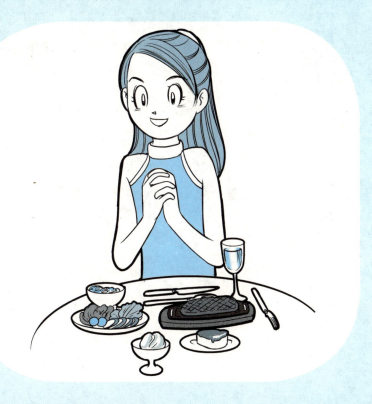

导致头晕和耳鸣的原因

掌管视觉、听觉的脑、神经是引起头晕、耳鸣的根本原因

如前所述，很多患有慢性头痛的人同时伴有头晕、耳鸣等不适。本节将进一步解说头晕、耳鸣和脑的关系。

声音和身体平衡的信息是通过耳朵来捕捉的。这些信息通过内耳神经上传至脑干，最终传递到小脑和大脑的颞叶。脑干负责控制呼吸，调节血压、体温，小脑则负责身体的平衡和运动。如果脑干和小脑因为某种原因出现功能障碍，身体会失去平衡，从而出现头晕的症状。另外，走行于颈部后方的两支椎动脉汇合成基底动脉，为脑干和小脑输送营养。这条动脉供血不足的话，即可引起头晕、耳鸣。

大脑颞叶出现异常时，掌管听觉的听觉中枢辨识出这种异常，同样会引起头晕、耳鸣等症状。脑有12对脑神经，这些神经兴奋的话，会影响小脑和视觉中枢，也可以导致头晕和耳鸣。

脑引起头晕、耳鸣的原理

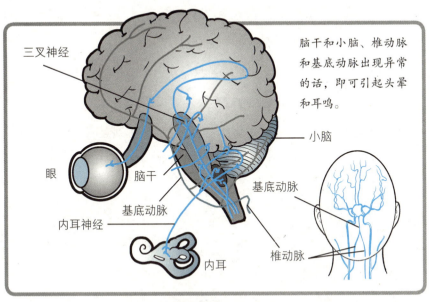

脑干和小脑、椎动脉和基底动脉出现异常的话，即可引起头晕和耳鸣。

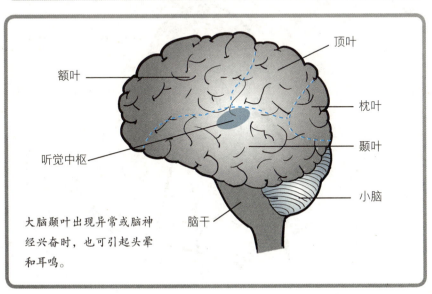

大脑颞叶出现异常或脑神经兴奋时，也可引起头晕和耳鸣。

可能出现疼痛时

尽早发现先兆症状并及时处理,即可减轻疼痛

偏头痛和紧张性头痛并不会一开始就出现剧烈头痛。在头痛发作之前,必然会有"有点不对劲""有点疼"的感觉。

及时处理先兆症状和控制早期的疼痛反应,头痛的发作经过会大不一样。

特效药应该在疼痛还未达到高峰时服用。曲坦类药物在开始发作的前30分钟内服用效果更佳。

发作前容易出现的症状

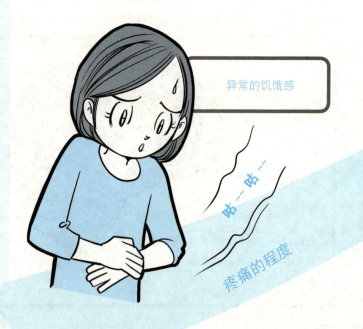

异常的饥饿感

咕~咕~

疼痛的程度

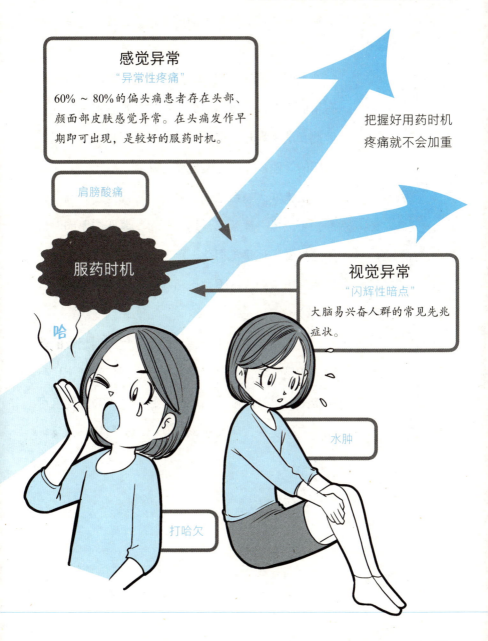

可能出现疼痛时

宜静还是宜动？头痛类型不同，对策也不同

头痛发作时，除了吃药，针对偏头痛、紧张性头痛、丛集性头痛等不同的头痛类型还有其他的处理办法。

不同的头痛类型，处理对策也有所不同。觉得有用而去实践、疼痛反而加剧的情况也时有发生。因此，清楚地知道自己的头痛类型是什么再去进行相应的处理，才能有效缓解头痛。

紧张性头痛合并偏头痛时，在疼痛达到高峰之前，可以揉一揉颈部、肩膀、背部紧张的肌肉。如果这样做了还是觉得头一跳一跳地疼，那么可能是偏头痛占主导，就不要再活动身体了，保持安静状态比较好。

丛集性头痛发作时，不论是服用即刻起效的药物，还是吸氧，对疼痛缓解都没有任何帮助，只有等着疼痛自然缓解。如果出现缺氧，疼痛的程度可能会变得更深，所以应该打开窗户通风换气，反复深呼吸。

同样的措施，完全相反的结果

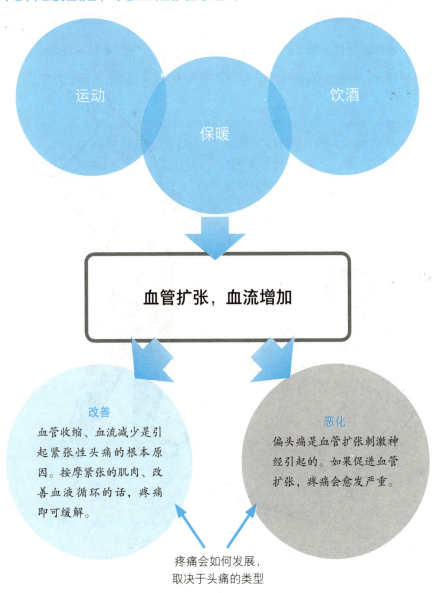

可能出现疼痛时

紧张性头痛的处理方法
放松、保暖、改善血液循环

治疗紧张性头痛的关键在于改善供血不足，保暖是基本措施。生活中有拉伸、按摩、穴位按摩、泡澡等多种方法，选择适合自己的吧。

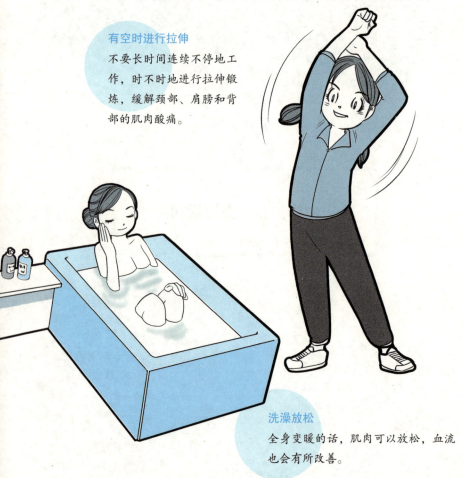

有空时进行拉伸
不要长时间连续不停地工作，时不时地进行拉伸锻炼，缓解颈部、肩膀和背部的肌肉酸痛。

洗澡放松
全身变暖的话，肌肉可以放松，血流也会有所改善。

偏头痛的处理方法
镇静下来，保持安静

对于偏头痛而言，为了使扩张的血管收缩、减轻炎症，应保持镇静。请注意，洗澡、按摩、饮酒等会导致症状恶化。

冷敷、避光、静止不动！
一定不要动来动去。避光降噪，保持安静。

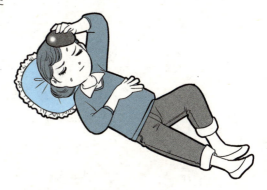

丛集性头痛的处理方法
保持冷静，深呼吸

不论是吃药还是吸氧，对疼痛缓解都没有任何帮助，只有等着疼痛自然缓解。打开窗户通风换气，反复深呼吸吧。

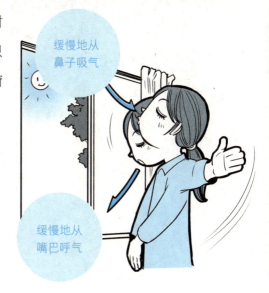

缓慢地从鼻子吸气

缓慢地从嘴巴呼气

生活方式

生活有规律，警惕休息日睡懒觉、长期休息

患有慢性头痛的人即使只是生活方式发生了细微的变化或受到刺激，也会引起大脑过度敏感从而导致头痛发作。这种情况并不少见。

偏头痛的典型发作规律是在周末或休息日出现。因此，懒洋洋地度过休息日并不一定适合偏头痛人群。

虽然在休息，但一直睡觉、什么都不做的话当然不行，应当充分享受兴趣爱好带来的乐趣。不过，因享乐导致休息不佳，到周一仍觉疲惫的话也不太好。总之，谨记"忙碌但不吃力""休憩且充实"。

放假前夜通宵熬夜、休息日则睡懒觉或长期休息的话，生活没有规律，这是引起偏头痛发作的原因之一。在固定的时间吃饭睡觉，养成良好的生活习惯吧。

休息日的注意事项

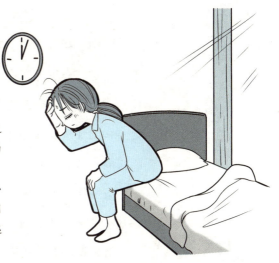

休息日睡懒觉是最不好的
睡过头也是偏头痛的诱因之一，休息日也尽量在固定的时间起床吧。比起睡懒觉，推荐吃完午饭后悠闲地小憩。避免午觉时间过短，因为脑血管会迅速扩张而引起偏头痛发作。

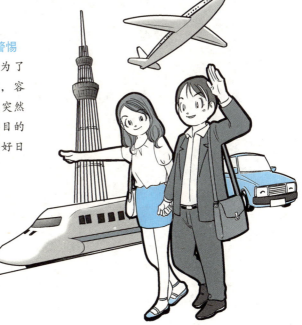

黄金周和年末年初更要警惕
计划长时间休假时，为了在休假前把工作做完，容易过度劳累；接下来又突然放松，在行程中或旅游目的地容易头痛发作。调整好日程，张弛有度。

生活方式

提前做好准备，应对季节、天气和气压变化

季节交替时，更容易出现偏头痛和丛集性头痛。

特别是初春忽冷忽热，大脑里的5-羟色胺分泌不太稳定，再加上花粉的影响，偏头痛容易出现恶化。这时候最重要的是不要打乱生活节奏，避免生活方式出现过大的变化。保证了这一点，就可以预防头痛发作、改善症状。

偏头痛的人对天气和气压的变化也很敏感。气温升高、紫外线变强，足以引起偏头痛、耳鸣、头晕。选用遮阳帽或遮阳伞、墨镜来应对紫外线吧。早上晴朗但是下午天气转变，或者台风来临时，也是偏头痛容易发作的时期。气压下降的话，人体会变得肿胀（虽然程度甚微）；肿胀会扩张脑血管，刺激三叉神经。为了避免头痛突然来袭，每天早上关注天气预报，按照自身的需求做好准备工作是非常有必要的。

季节、天气和气压变化时的应对策略

高温和紫外线

从春末到初夏时节,气温骤然升高,紫外线变强,用帽子和遮阳伞、墨镜来遮挡强烈的紫外线吧。

花粉症

花粉症患者不仅会出现流涕、鼻塞、打喷嚏、眼睛瘙痒等症状,也会出现严重头痛,原因在于鼻黏膜炎症。初春时要先处理好花粉症。

低气压和台风

每天早上要关注天气预报,天气变差时尽量不要勉强自己。

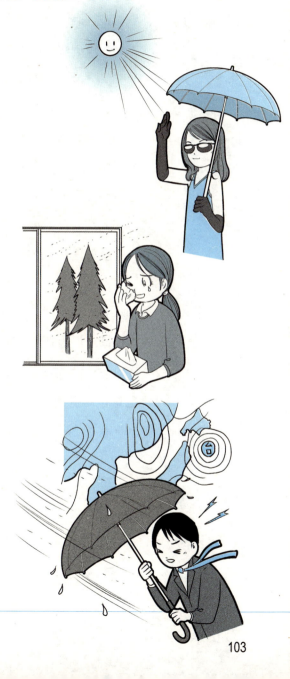

生活方式

创造一个温和无刺激的居住环境
照明、壁纸、味道、电视节目……

居住环境非常重要，它可以刺激视觉、听觉、嗅觉，提高大脑的兴奋性，是引起慢性头痛和导致大脑过度敏感的因素。因此，减少感官刺激，创造一个温和无刺激的居住环境，有助于改善头痛症状。

房间照明使用日光灯的话，极短暂的闪烁也可构成刺激。选择使用白炽灯和LED灯照明，既不会过分明亮又很舒适。另外，雪白的壁纸会反射大量外来光线，对视觉的刺激是非常大的，尽量选择灰色等反射性弱的颜色。

虽然有人选择使用遮光窗帘来遮挡外来光线，但这并不值得推荐。因为拉开窗帘时，房间会从漆黑瞬间变得明亮。选择普通窗帘即可。

要注意洗衣液和衣物柔顺剂的香味，还有房间的熏香和空气清新剂的味道。不要使用香味浓烈的产品，避免对大脑产生刺激。

检查居住环境

客厅

日晒
朝南的房间光线很好,但对于偏头痛的人而言过分明亮也是痛苦的来源之一。还是装上窗帘吧。

味道
室内会充满饮料、食物、熏香的味道,基本原则是避免接触不喜欢的味道。

照明
不要使用日光灯,使用白炽灯和LED灯间接照明。

空调
温度过低可导致紧张性头痛,温度过高

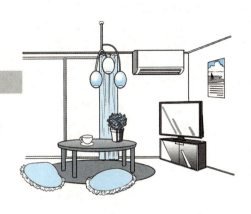

可导致偏头痛。另外,要注意室内外温差不要过大。

电视节目
长时间看电视的话,会对大脑的视觉中枢造成过度刺激。嘈杂的声音和在昏暗的房间内看电视也会给大脑造成负担。一定不要长时间收看电视节目,大屏幕更要注意。

卧室

窗帘
不要使用遮光窗帘。清晨的光线自然地照进房间,也有助于起床。

枕头
枕头太高的话会给颈部和肩膀的肌肉造成负担,可能会导致紧张性头痛。

照明
小电灯泡的光也可能刺激大脑,睡觉时还是关掉所有的灯吧。

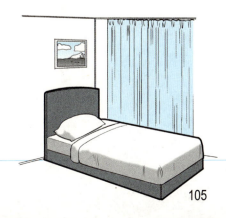

生活方式

光线太亮、空调温度太低……工作环境要特别注意

大部分工作族一整天时间都对着电脑，虽然很容易想当然地认为这个工作环境很好，没有过强的刺激，但其实潜藏着诸多可能引起慢性头痛的危险因素。

首先是坐姿。坐姿不正确的话，会对颈部、肩膀、背部造成负担，引起头颈部供血减少，从而诱发头晕、耳鸣、紧张性头痛。在椅背和身体之间垫一个垫子的话，颈部就能轻松伸展开，不易疲劳。

其次，长时间使用电脑也不是一件好事，不知不觉就会受到很多视觉刺激。大脑受到刺激会导致头晕、耳鸣、偏头痛。每小时休息一次比较合适，稍事活动，做做伸展运动吧。

工作场所的照明和空调设置应该和住所保持一致，光线过强和空调温度太低都不好。和公司的人商量一下，一起创造一个舒适的工作环境吧。

在办公室如何度过

纠正坐姿
长时间保持同一坐姿或坐姿不当的话，可以诱发紧张性头痛。理想状态是伏案工作期间每小时休息一次。

休息时不要玩手机
随着智能手机的普及，主诉肩颈部和背部酸痛、用眼疲劳、恶心、头痛的人急剧增加。休息时只顾着玩手机的话，这样的"休息"就没有意义了。

休息时深呼吸会使你神清气爽
在休息时间稍事活动，做做伸展运动，按摩紧张的肌肉。即使只进行深呼吸，也是有效的。

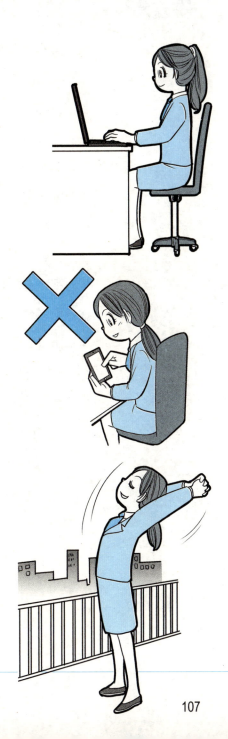

生活方式

注意服装、首饰和发型，要点是简单

某些打扮不适合有偏头痛的女性。

避免颜色鲜艳的衣服和对比强烈的衣服，同时也不推荐黑白搭配的千鸟格和图案精细的服饰。这些衣服会对视觉造成异常的刺激，更易诱发头痛。对视觉刺激少、能够让偏头痛者安心穿着的衣服是冷色系和素净的纯色衣物。首饰的佩戴也要遵循同样的原则，华丽及难以穿戴的首饰都不适合。

发型方面，刘海较长的话会防碍视线，不知不觉对视觉造成刺激，也是导致偏头痛的潜在因素。最好把刘海剪短或用发卡固定住。另外还要注意避免马尾辫之类的发型。这是因为头皮受到牵拉时，在头皮下走行的神经受到刺激，也会间接地影响三叉神经，从而刺激到大脑。以上情况如果有吻合的地方，改正后头痛可能会缓解。

和华丽的服装及首饰说再见

冷色系和大地色系的纯色服装是安全的
尽量避免穿红色、黄色之类色彩艳丽或花纹繁复的衣物。选择素净而简单的服装。

和华丽的首饰说再见
同时戴好几种首饰或佩戴又大又重的耳饰会增加头部压力。选择简单而轻巧的款式比较好。

马尾辫
像马尾辫这种在头后面扎起来的发型也可能是导致偏头痛的原因。

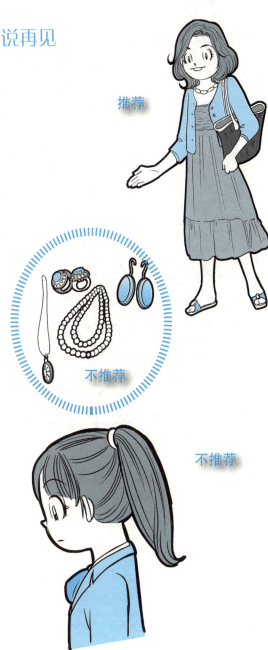

推荐

不推荐

不推荐

生活方式

外出危险因素众多，要警惕头痛发作

相较于繁忙的工作时间，工作结束时、休息日更容易出现偏头痛发作。

在休息的时间出行，可能会因强烈的刺激而引起头痛和耳鸣、头晕、恶心等不适。原本应该是很开心的出游，去的场所可能潜藏着很多会诱发头痛的危险因素。

唱歌的包间尤其危险。在封闭的空间里听着音量很大的歌曲，即使是正常人也容易头痛。看电影和听演唱会时，在观看时因为注意力集中而不易察觉，结束后反而容易出现血管扩张。同样要注意的还有商业街和购物中心等场所，人来人往并混杂食物的味道，可能也会出现头痛发作。

搞清楚自己的健康情况，在状态好的时候充分享受出去玩的快乐吧。

吵闹、昏暗、食物的味道都是诱因

超市
各种食物的味道刺激着嗅觉，店员卖力的吆喝声刺激着听觉，人潮汹涌时更要警惕。

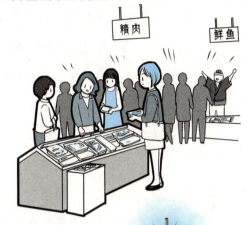

唱歌房
大音量的歌曲和欢声笑语、昏暗的光线、喝酒、抽烟……唱歌房里实在太危险了。和家人一起出去玩的时候，儿童的大脑也会受到刺激。

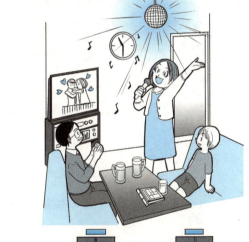

电影院
看电影能够减轻压力，但是比起去电影院看，在光线不太暗的家里观看对大脑的刺激较小。

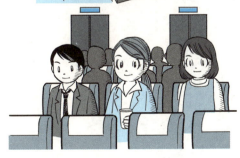

生活方式

和平时不同的环境也会带来刺激，在景点游览时要注意

因为不安于可能出现的头痛，就限制所有的行动，这也成了压力的来源。有时候远离平日的生活，享受旅行的乐趣也未尝不是好事。

话虽如此，与平时不同的环境也会带来刺激，从而诱发头痛，这也不是没有发生过。为了不让宝贵的享乐变成诱发头痛的罪魁祸首，出去玩的时候需要多加注意。

在景点游览时，最危险的地方是温泉。紧张性头痛患者泡在热水中全身变暖和，紧张的肌肉得到放松，血流得到改善，这是好事。但是，对偏头痛患者会造成反效果。患者泡在热水中，血管松弛、短时间内迅速扩张，刺激三叉神经。空腹的情况下长时间泡澡更需要注意。

另外，在观景台、滑雪场、山上，气压会随着位置的变化而变化，请不要一口气爬上或爬下，慢慢地享受运动过程为佳。

享受闲暇时光的注意事项

山
在接近山顶时，尤其是海拔较高处，氧气稀薄、气压降低，更容易出现偏头痛发作，有必要提高警惕。为了避免发生低血糖，随身带上一些糖果吧。

观景台、高楼
乘坐观景台和高楼的电梯时，会因为气压变化而引起头痛发作。在能力范围内走楼梯上去吧。

温泉
温泉也是危险的地方，尤其要避免在空腹状态下长时间泡温泉。另外还要注意硫黄等温泉成分也可能会诱发头痛。

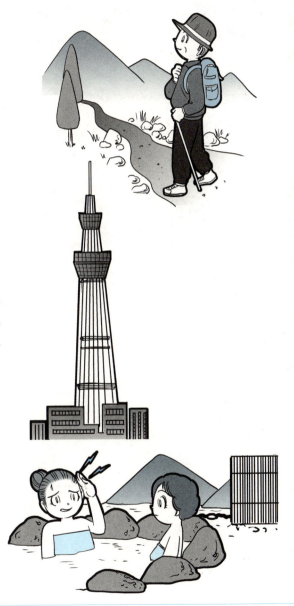

交通工具

长途客车、高铁、飞机……对特殊频率的振动、气压变化很敏感

患有慢性头痛的人大概在儿童时期就有晕车、晕机的痛苦回忆吧？成年之后虽然呕吐等症状有所缓解，但仍很容易受到交通工具的影响，这一点是不会变的。

乘坐长途客车、高铁、飞机等交通工具时，这一倾向愈发明显。这是因为交通工具独有的振动频率、气味、气压变化、窗外变化的风景、光线等，会对大脑造成过度刺激。

为了避免出现不适症状，保证充足的睡眠、调整好状态等准备工作非常重要。另外，在乘坐交通工具前提前服用市面上可以买到的晕车药，也是预防发作的好方法。随身携带头痛发作时的特效药也会让自己更放心。为了不让快乐的旅程毁于一旦，再小心也不为过。

在下一页里将根据交通工具的种类介绍相应的注意事项，以避免晕车和偏头痛发作。

乘坐交通工具的注意事项

车

严禁车内吸烟,最好也不要放置除臭剂、空气清新剂等有气味的物品。应选择车身较低、行驶较平稳的车型,同时避免急刹车、急转弯、频繁变更车道等。尤其要注意四轮驱动的车系,这类车会产生独特的摇晃感。

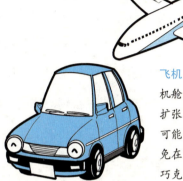

飞机

机舱内气压低,血管容易扩张,突发的气流颠簸也可能导致偏头痛恶化。避免在飞机内过多饮酒和吃巧克力等。

长途客车

避免坐在引擎振动最强的最后排、轮胎正上方等位置。车窗外风景看入迷了的话会对视觉造成刺激,应尽量避免。

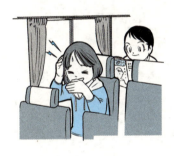

船

要尽量避免乘坐摇摆幅度较大的船。不得不乘坐时,提前服用晕车药,避免空腹乘船。另外,在甲板上多呼吸新鲜空气、眺望远方也很有效。

高铁

坐在靠走廊的座位,其朝向应该和高铁前进方向一致。如果座位朝向和前进方向相反的话,两辆高铁错车时更容易感觉到瞬间的气压变化。靠窗的座位应该避免,因为车窗外的风景和光线变化造成的刺激可能过强。靠窗坐时,把遮光板拉下来吧。

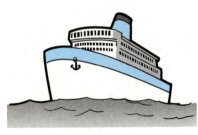

饮 食

含镁和维生素 B_2 的食物有助于大脑镇静

有一些营养素可以缓解大脑兴奋、减少偏头痛发作次数。它们是镁、维生素 B_2、钙和膳食纤维。

镁和钙共同参与调节肌肉活动,维持心脏和血管的正常收缩和舒张。值得注意的是,钙、镁具有抑制 5-羟色胺异常释放的作用。

积极摄入含钙、镁的食物,血管会变得稳定;但是摄入过多则可能引起腹泻。理想状态是定期适当摄入即可。

维生素 B_2 有抑制大脑兴奋的作用。整体而言,日本人维生素 B_2 的摄取量偏少,积极补充相应的维生素吧。

膳食纤维除了有稳定神经的作用,还有降低血糖、血压和血脂的作用,希望大家能多食用富含膳食纤维的食物。推荐牛蒡、琼脂、红薯等食物。

缓解大脑兴奋的食物

富含镁的食物

海藻类：羊栖菜、裙带菜、海带、海白菜、海苔

豆类：大豆、纳豆

海鲜类：咸干沙丁鱼、樱虾、生牡蛎、蛤蜊、金目鲷、贝类

种子类：芝麻、杏仁、松子、腰果、花生

其他：糙米、荞麦、油豆腐、味噌、腌萝卜

富含膳食纤维的食物

蔬菜：牛蒡、红薯、南瓜、芋头、菠菜、秋葵、西蓝花

水果：苹果、草莓、香蕉、猕猴桃、无花果

其他：糙米、豆类、菌类、魔芋、琼脂、杏仁

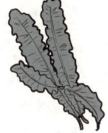
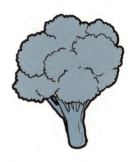

富含维生素 B_2 的食物

海藻类：海苔、羊栖菜

肉类：肝脏、心脏、舌、鸭肉

海鲜类：鳗鱼、银针鱼、雪蟹、青花鱼（水煮罐头）

其他：鸡蛋、纳豆、香菇

富含钙的食物

乳制品：酸奶、牛奶

豆制品：豆腐、油豆腐、豆渣、纳豆

海鲜类：咸干沙丁鱼、多春鱼、公鱼、樱虾

蔬菜：油菜、小白菜、蓬蒿、菠菜、萝卜干

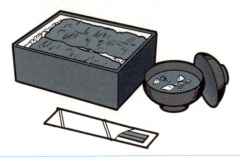
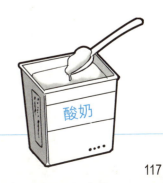

饮 食

偏头痛患者不能服用含多酚类成分的食物

偏头痛患者尽量不要摄取红酒、橄榄油、巧克力、芝士、火腿、蒜肠、红肠、柑橘类的水果等食品。

看到这些食品，有的读者是不是觉得"有点意外"呢？橄榄油中含有多酚类成分，推荐患有血管疾病的人群食用。很多大家熟知的对健康有益的食物都有扩张血管的作用。虽然血管扩张后血流增加是一件好事，但对偏头痛和丛集性头痛患者而言，有可能会引起头痛发作，使原有的症状恶化。另外，有一种可以扩张血管的氨基酸名为天冬氨酸，一些减肥食品中含有这种氨基酸，在服用前请务必确认。但是，紧张性头痛患者反而应该积极地摄取具有扩张血管作用的食物。如果因为耳部疾病引起眩晕和耳鸣的话，服用这类食物能够事半功倍，获得很好的效果。

弄清楚头痛的原因在大脑还是在耳部，以及头痛的类型非常重要！不同类型差别很大，应予以注意。

刺激大脑的食物

芝士、柑橘类水果
含大量具有扩张血管作用的酪胺。

橄榄、橄榄油
含丰富的具有扩张血管作用的多酚类成分。

红酒、巧克力
含丰富的具有扩张血管作用的酪胺和多酚类成分。

火腿、蒜肠、红肠等
添加了亚硝酸钠，具有扩张血管的作用。

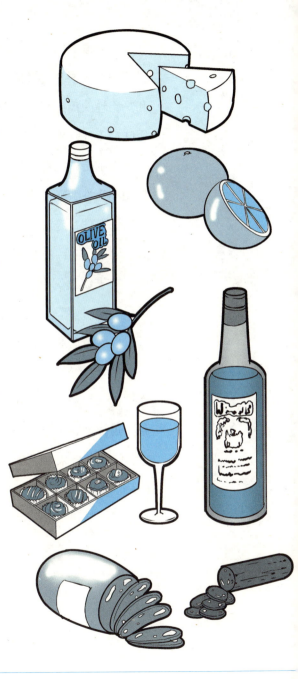

饮食

吃早饭，不要暴饮暴食

在大家的印象中，意大利餐美味又健康，但这类菜使用了很多含多酚类成分较多的食材，偏头痛和丛集性头痛患者应予以注意。中餐的话要避免食用味精（谷氨酸钠），它具有扩张血管的作用。

并不是说吃意大利餐和中餐就一定会引起偏头痛和丛集性头痛发作。但是，对于可能引起头痛的食物和料理，应该控制每次摄入的量和总的摄入次数；而且，在头痛发作时应该避免食用这类食物。

关于饮食习惯，有两点建议：① 一定要吃早饭；② 不要暴饮暴食。为了避免血糖急剧上升或下降，应当遵循这两点建议。因为血糖的急剧变化会影响肾上腺素的分泌，更容易引起血管方面的疾病；而大脑兴奋和血管的健康状态有着密切的关系。规律地吃早饭、每餐只吃八分饱，请试着按照这种饮食习惯来生活吧。

建议多吃的食物

海产品里含有大量可预防头痛发作的成分
鱼类、豆类和豆制品里含有丰富的镁和维生素B_2，可以抑制大脑兴奋，有一定的减少头痛发作频率的作用。

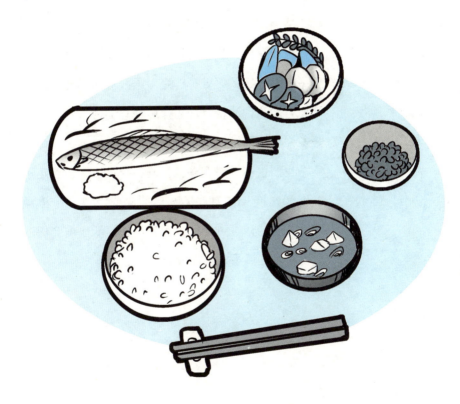

膳食纤维对血管大有裨益
蔬菜、豆类食品里含有丰富的膳食纤维。膳食纤维可以降低血糖和胆固醇，具有维持血管健康的作用。

嗜 好

戒烟戒酒

个人嗜好方面也有很多需要注意的地方,其中吸烟的危害最大。烟草的味道会刺激大脑神经,烟雾会刺激鼻腔内的神经。建议戒烟,不仅事关自身健康,还应顾虑家人的健康。另外,在职场上也应该有所注意。

适当地饮酒可以促进血液循环,缓解紧张的情绪。也就是说,酒精可以扩张血管,对于紧张性头痛患者有一定的好处;但是对于偏头痛和丛集性头痛患者而言,酒精会加重大脑敏感,使耳鸣、眩晕等多种症状恶化。

我们也不推荐泡澡。在偏头痛发作时,一定不能泡澡。换一种方式,选择冲澡或用热毛巾擦澡吧。减肥的话,过度饥饿也有坏处,低血糖会促进血管扩张。请不要强行减肥。

尽量戒掉不良嗜好

吸烟的危害最大
偏头痛和丛集性头痛患者应当戒烟，也不要接近吸烟者。

限制饮酒
饮酒可能诱发头痛，使头痛症状恶化；尤其是丛集性头痛患者，在发作期必须戒酒。不过，紧张性头痛患者可以少量饮酒，有助于缓解症状。

避免过度减肥
"偏头痛女性"或多或少都爱吃美食，容易有进食过多的倾向。减肥的话，空腹也会导致头痛。

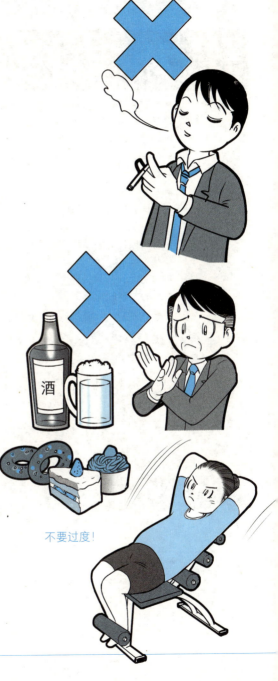

不要过度！

可能发展成脑过敏综合征的头痛

会发展为脑过敏综合征的头痛类型	症状	处理办法
偏头痛	<ul><li>单侧头痛（也可以出现双侧头痛）</li><li>活动身体时头痛加剧</li><li>疼痛剧烈时会卧床不起</li><li>影响日常生活</li><li>对光线敏感（光过敏）</li><li>对声音敏感（声过敏）</li><li>对气味敏感（味过敏）</li><li>有时候伴有闪辉性暗点（视觉先兆）</li><li>先兆症状可以表现为肩膀酸痛</li><li>恶心、呕吐</li><li>发作时间从几小时到3天不等</li></ul>	<ul><li>冷敷患侧，在光线较暗的房间里保持安静。最好能睡觉</li><li>发作时避免泡澡，可以冲澡</li><li>在头痛刚开始发作时，可以饮用含有咖啡因的咖啡或药物，但过度饮用会造成相反的效果</li><li>避免强光、噪声，不要前往人流密集的地方</li><li>减少摄入红酒、橄榄油、柑橘类水果、芝士、巧克力等</li></ul>
丛集性头痛	<ul><li>疼痛限于单侧</li><li>头侧面疼痛</li><li>眼窝（眼球所在的凹陷处）及其上方疼痛</li><li>额部及颜面出汗</li><li>流泪</li><li>结膜充血</li><li>眼睑水肿</li><li>鼻塞、流涕</li><li>发作时间1～3小时</li></ul>	<ul><li>发作期结束后完全自然缓解，无后遗症</li><li>发作期严禁饮酒</li></ul>
紧张性头痛	<ul><li>头部两侧疼痛</li><li>伴有压迫感、紧张感、沉闷感</li></ul>	<ul><li>避免长时间伏案工作及同一姿势使用电脑</li><li>工作间歇时，进行深呼吸和拉伸锻炼，舒缓紧张的肌肉</li><li>泡澡和按摩等可以使全身变暖，改善血液循环</li></ul>

专栏2

第4章

轻而易举！养成习惯，解决耳部问题，缓解头晕、耳鸣、头痛

本章解说了因耳部疾病引起的头晕、耳鸣、头痛的机制，并介绍了控制和减轻症状的方法。努力纠正，享受舒适的日常生活吧。

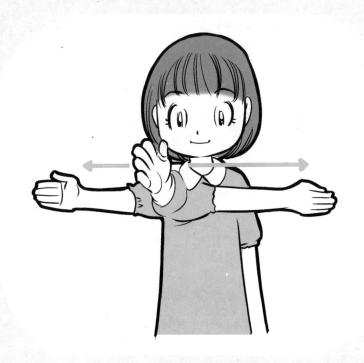

耳的构造

依次经过外耳、中耳、内耳,然后被大脑辨识声音的本质是空气振动,

为了充分理解慢性头晕、耳鸣的原因,有必要知道耳的构造和作用。

耳部作用大致可以分为"听见声音"和"保持身体平衡*"两种。耳部可以分为外耳、中耳、内耳三部分。

外耳和中耳的主要作用是向内耳传递来自外界的声音,由内耳里被称为"耳蜗"的部分感知这个声音并转变为电信号,再通过耳蜗神经传递到大脑。

声音,其实只是空气的振动。捕获声音后,耳廓首先收集声音并在外耳道产生共振,使声音更容易被收集传递给鼓膜。传递到鼓膜的声音通过听小骨进一步放大,当到达内耳的耳蜗时,声音比耳廓最初收集时放大了约20倍。最后,大脑中负责听觉的神经将空气振动识别为声音,并判断它是高是低,是大是小,是优美的音调还是噪声。

* 身体平衡:保持平衡觉、视觉、身体感觉这三种感觉。

耳的构造

外耳和中耳的作用是将外界的声音传给内耳。

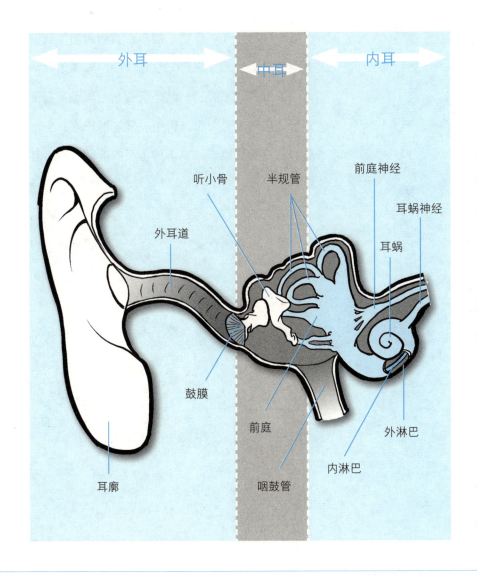

耳的构造

位于内耳的半规管和前庭负责保持身体平衡

保持身体平衡的器官是位于内耳的半规管和前庭，负责感知身体以什么速度运动、向什么方向活动，以及倾斜程度。

半规管包括外半规管、前半规管和后半规管，人类用这三个半规管来感知立体空间。具体地说，外半规管负责感知旋转，前半规管和后半规管负责感知直线运动。三个半规管里充满了淋巴液，身体活动时淋巴液开始流动，半规管里的感觉细胞将其捕获为信息。

前庭内有耳石，其主要成分是碳酸钙。身体倾斜时，耳石出现位置变化，邻近的感觉细胞捕获为信息。

从半规管和前庭获得的信息通过前庭神经传向脑干和小脑，最终小脑调整了平衡觉，发出指令来维持身体平衡。

半规管和前庭的构造

半规管和前庭的感觉细胞将捕捉到的平衡信息通过前庭神经传给脑。

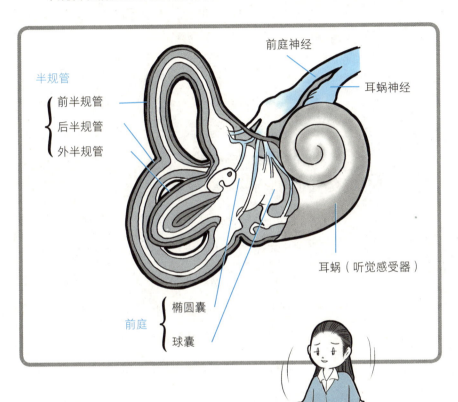

平衡失调

一旦前庭神经出现障碍，则身体无法保持平衡感，并且会感到头晕、左右摇摆。

耳的构造

所以头晕和耳鸣经常同时出现，负责平衡觉和听觉的神经相邻，

为什么会出现头晕、耳鸣和听力下降呢？

中耳里的鼓膜有炎症、连接鼓膜和听小骨的肌肉痉挛、中耳附近的血管出现运输障碍等，都可能出现上述症状。

内耳里的器官精密复杂，比如耳蜗，它非常脆弱，容易出现功能障碍。突发性聋和梅尼埃病等大家耳熟能详的疾病，其病因就在于内耳功能障碍。老年性聋和噪声性聋无法恢复，原因在于内耳的感觉细胞一旦受到损害就无法修复。

另外，即使内耳能正确地捕捉相应的信息，前庭神经异常的话也会导致头晕，对应的疾病包括前庭神经炎、亨特综合征、早期的听神经瘤等。像这种由于耳部器质性损伤引起的头晕，往往伴有耳鸣。这是因为控制平衡觉的前庭神经和控制听觉的耳蜗神经相邻，一条神经损伤的话也容易对邻近神经造成影响。

造成头晕、耳鸣、听力下降的疾病

部位		表现	可能的疾病
耳部	外耳	耵聍（耳屎）、异物、炎症	耵聍栓塞、外耳道炎、外耳道狭窄（异物）等
	中耳	炎症、血流障碍、积液、肿瘤、肌肉痉挛	渗出性中耳炎、慢性中耳炎、耳硬化症、咽鼓管狭窄、咽鼓管异常开放、外伤性鼓膜穿孔等
	内耳	炎症、血流障碍、内耳压力增高、淋巴液成分变化	梅尼埃病、迟发性膜迷路积水、内耳炎、噪声性聋、外伤性聋等
前庭蜗神经		炎症、肿瘤、外伤	听神经瘤、亨特综合征等
脑		肿瘤、血流障碍、外伤	脑血管疾病、脑肿瘤等
全身		血压变化、血流障碍、自主神经异常、激素分泌异常等	糖尿病、高血压、低血压、动脉硬化、脂代谢紊乱、肾脏疾病、更年期综合征等
心因性		精神性影响	抑郁、惊恐障碍、心身疾病等

生活方式

不打乱生活节奏，特别注意就寝时间

受到头痛、头晕、耳鸣等困扰的人常常有睡眠障碍。可能的原因有与工作、家庭相关的焦虑和压力，或者是"今晚是不是也会失眠呢"这种心理层面的顾虑，不断地想失眠的问题，自己给自己施加了压力。

另外，白班和夜班交替的轮班制工作、有时差的工作及到深夜都不就寝等都会打乱生活节奏。人类生来就具备生物钟，即太阳升起时醒、太阳落下时睡。但是，生活节奏被打乱后，人体生物钟易出现紊乱，容易失眠。

生活节奏被打乱的话，自主神经功能也会受影响，继而出现头痛、头晕、耳鸣等症状。换句话说，出现头痛、头晕、耳鸣时，可能是因为生活节奏被打乱了，尝试着纠正生活习惯吧。

改善睡眠障碍的六个方法

1. 不要纠结于每天8小时的睡眠时间，只要白天不困就可以。

2. 睡前4小时内不要喝含咖啡因的饮料，睡前1小时内不要吸烟。

3. 觉得困了就上床睡觉，不要纠结起床时间。

4. 每天在同一个时间点起床。

5. 早上起床晒晒太阳，有助于调节生物钟。

6. 每天规律进食三餐，并养成规律运动的习惯。

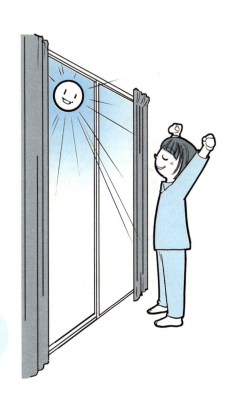

促进睡眠的褪黑素在日照后约16小时开始分泌。早上晒晒太阳，夜幕降临时自然就能睡着了。

生活方式

不积存压力，休息日积极地出去玩吧

压力被称为"万病之源"，尤其它是头痛、头晕、耳鸣的大敌。

日常生活中有压力的话，不知不觉就会积存下来。工作太忙、人际交往出现问题等，压力随处可见。

在现代社会里，比起想办法消除压力，更重要的是释放压力。

最好的办法是找到一个能让自己沉迷的兴趣。有报道称，容易积存压力的人大多没有兴趣爱好。体育运动、音乐、料理、旅行、电影、编织……积极地寻找一个兴趣并体验，可以让心情焕然一新。

如果因日常压力而烦恼，可以试试下一页介绍的3个"R"。不论何时，都有意识地照着做吧。

释放压力的 3 个 "R"

Recreation（兴趣、娱乐）
充分享受除工作以外能够让自己沉迷的兴趣和能让自己全神贯注地投入的娱乐活动吧。

Rest（休息、睡眠）
为了自我保护，远离压力。俗话说"该睡就睡"，诀窍是把握好工作和休息的界线。

Recreation
兴趣、娱乐

Rest
休息、睡眠

R

Relaxation
疗养

Relaxation（疗养）
度过一段悠闲的时光，对于心身得到释放非常重要。调整自主神经功能的"呼吸法"也是疗养方法之一。

生活方式

对缓解头痛、头晕、耳鸣、失眠等有奇效
泡澡、让耳朵变暖、让身体变暖都能改善血液循环，

因耳部疾病引起的头痛、头晕、耳鸣，治疗的基本原则是让身体变暖和、改善血液循环。流向内耳的血流得到改善，即可减轻不适症状。

改善血液循环、提高新陈代谢的代表方法是泡澡。泡澡不仅能改善血液循环，对于压力、疲劳、睡眠不足等都有改善效果。最佳泡澡方式是温水（水温38～40℃）半身浴。半身浴泡澡时，为了不冻着上半身，可以在肩膀上搭一块用洗澡水浸热的毛巾。泡澡有时会导致意料之外的受伤（滑倒），请务必小心。另外，还要注意冬天温差过大引起的不适，保证换衣间和浴室的温度不要过低。

负责语言、记忆、听觉的颞叶是大脑里容易出现血流障碍的部位，可以通过让耳朵变暖来防止颞叶血流减少。让耳朵变暖对改善失眠、抑郁也有一定效果。但是，如果是偏头痛发作的话，上面的做法会导致症状进一步恶化，应尽量避免。

让耳朵变暖和的4种方法

热水袋
把体积较小、材质柔软的热水袋放在桌子上,侧着脸使耳朵与热水袋接触。每一侧贴5~10分钟即可让耳朵变暖和。

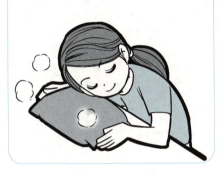

吹风机
距离耳朵10cm左右,用弱到中等强度的暖风对着耳朵吹,直到感觉"有点热"的程度为止。千万小心,不要烫伤!

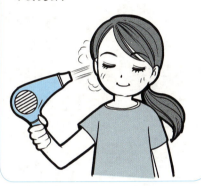

暖宝宝
把暖宝宝贴在耳朵外面和后面。每一侧贴2~3分钟即可让耳朵变暖和。

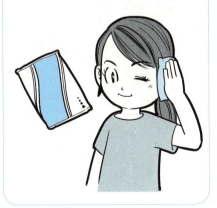

按摩
用双手搓揉耳朵,一直到觉得双耳变暖为止。

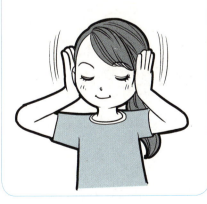

运 动

缓解身心紧张的肩颈部拉伸运动

想要改善头痛、头晕、耳鸣等症状，做促进血液循环的低强度有氧运动非常有效。有的人虽然知道运动对健康有好处，但仍然担心运动受伤会加重不适，可以先做一些低强度的运动让身体逐渐适应。

有氧运动首推快走。请尝试着每天快走30分钟，这还有助于释放压力。另外还推荐拉伸运动。

拉伸颈部、肩部、背部的肌肉可以有效地缓解紧张性头痛；而且，通过运动放松颈部和肩部可以使脊髓对三叉神经的刺激减少，对预防偏头痛也有一定的作用。但是，偏头痛发作时，强行活动身体会导致疼痛加剧，此时应避免。

下一页介绍了放松肩颈部和背部肌肉的拉伸锻炼动作，请在日常生活中充分应用这些拉伸方法吧。

肩颈部拉伸锻炼动作①

1. 坐在椅子上,左手放在头侧面,头缓慢地放倒。左手对抗像要把头推回原位一样。左手用力并保持15秒。注意肩部肌肉的拉伸。

> 保持15秒

2. 换成右手并重复上面的动作。整套动作重复3次。

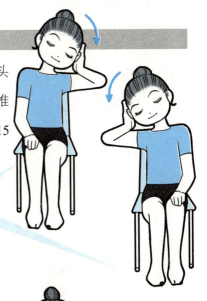

肩颈部拉伸锻炼动作②

1. 腿伸直,眼睛注视着脚尖的同时身体尽量前屈,尝试用手抓住脚尖,并保持15秒。注意肩颈部肌肉的拉伸。

> 身体尽量前屈并保持15秒

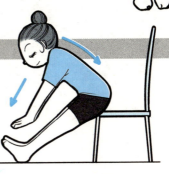

2. 缓慢地退回直立坐位,休息放松10秒。整套动作重复3次。

> 放松10秒

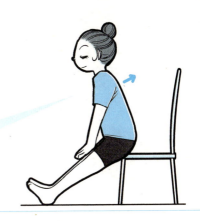

运动

上半身拉伸锻炼动作

1. 拉伸背部肌肉,用鼻子缓慢吸气并将双手向上举。

   > 拉伸背部肌肉

2. 肘部向外,双手臂向上伸。

   > 拉伸时肘部向外

3. 双手保持拉伸的状态,颈部前屈,经口呼气并保持5秒。

   > 保持5秒

4. 用鼻子吸气,缓慢地放下双手并保持5秒。

   > 放下手臂并保持5秒

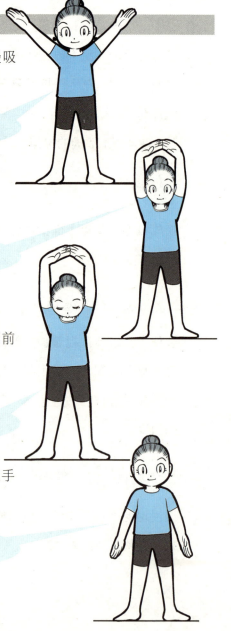

下半身拉伸锻炼动作

1. 站立并将背部挺直，左脚向侧面跨出一步。臀部用力，将左侧足跟向上抬起。为了避免摇晃，可以扶着椅子来练习这个动作。

2. 足跟保持向上，同时腿部肌肉向外拉伸。每一侧重复5次。

> 腿部拉伸并保持10秒

3. 足跟继续向上、上半身倒向右腿并保持10秒，拉伸腰部。

> 倒向对侧并保持10秒

4. 姿势不变，抬起头保持10秒。以上动作每一侧重复5次。

> 抬起头并保持10秒

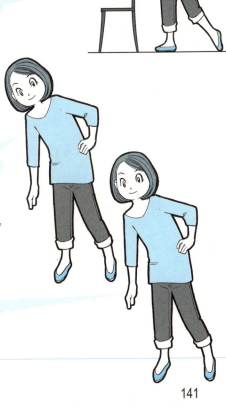

运　动

头晕康复锻炼，培养脑和眼睛的平衡功能

平衡功能训练是公认的头晕康复锻炼方法之一。

它通过有意地引起头晕来训练脑的平衡觉，是非常有效的锻炼方法。它是基于"让脑适应现状"的考量来进行训练的，对梅尼埃病、前庭神经炎等内耳损伤引起的疾病非常有效。

在头晕症状发作时进行锻炼是有效的，可以的话，尽早锻炼更好。

从下一页开始，将介绍"脑平衡功能训练"和"眼部平衡功能训练"。请在安全的地方，每天锻炼1～3次吧。

不论是哪种锻炼方法，都不需要特殊的器材。根据自身的头晕严重程度，选择适合自己的训练强度。

谨记，请咨询医生并确认安全后再开始训练。请务必注意，训练动作有可能引起恶心等不适。

脑平衡功能训练

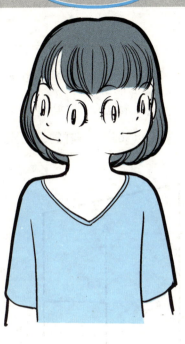

1 双眼保持睁开,缓慢地左右转动头部30次。

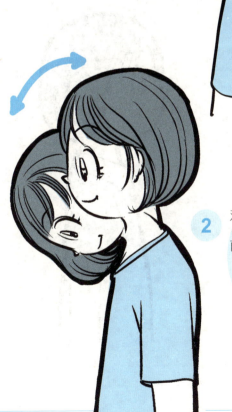

2 双眼保持睁开,缓慢地前倾与后仰头部30次。

运 动

眼部平衡功能训练

1 在墙上贴一张边长1m的正方形纸张，并以纸张中央为中心，在上下左右距纸边缘10cm的地方画点作为标记。站在距墙壁1m的地方，保持头部不动，交替注视上下的标记点30次。同样的，交替注视左右的标记点30次。

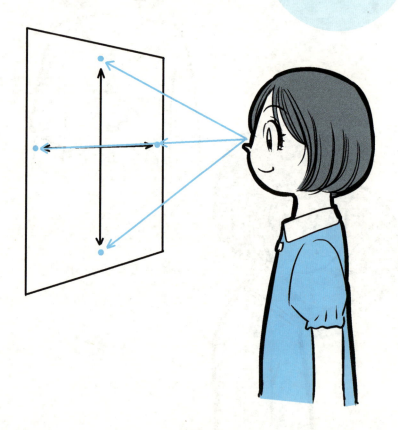

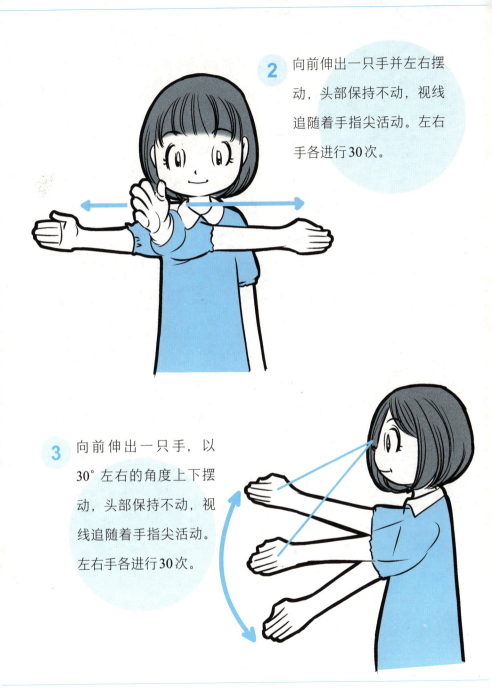

运 动

激发听觉潜能的实用方法

前面已经介绍了声音是如何传到大脑的，在耳朵、脑神经、脑干等多器官系统共同参与的前提下，方可把空气中微小的振动辨识为"声"或"音"。

听力下降和耳聋的治疗是现代医学尚未解决的难题。目白大学语言听觉学科的坂田英明教授及其团队为有听力损失的患者开发了"听觉锻炼法"。

根据坂田教授提出的理论，通过仔细听由其团队设计的特殊声音来刺激人体的生命中枢——脑干，可以提高听觉。负责人体听觉的神经纤维有约3万根，实际上只有一部分在发挥作用。坂田教授认为，激发出未发挥作用的听觉神经纤维潜能，就有可能改善听力。

一般情况下，可以通过播放收录了特殊声音的CD来锻炼听觉。在这里，我们介绍4种在日常生活中也能用到的实用锻炼方法。

找手机的游戏

2人以上组队完成这项训练。受训者先离开房间，留在房间的人把手机藏起来，然后给藏起来的手机打电话，受训者回到房间根据铃声寻找手机的位置。通过察觉声音方位的训练，增强脑干相应的功能。

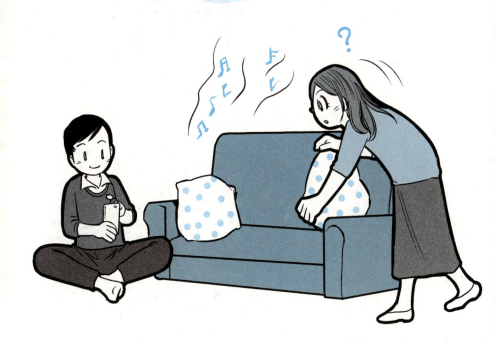

运 动

闲聊游戏

几个人组成一队，除受训者以外的其他人开始随便聊天。在这种情况下，受训者辨识出谁说了什么话，锻炼大脑的听觉皮质分析和理解语音。

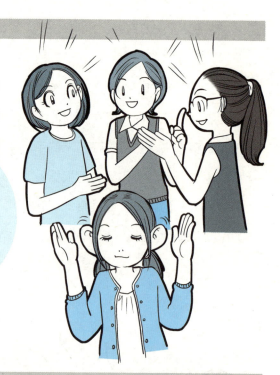

速听

快进播放录下来的视频，集中精力听清快速的对话。这项训练不仅可以锻炼听觉中枢，使大脑变得更灵活；还可以使受训者在日常会话中能快速而清晰地辨识出说话内容。

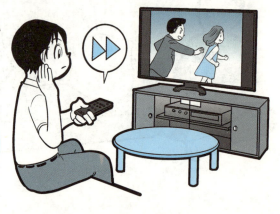

聆听大自然的声音

鸟类的啼叫、昆虫的声音、沙沙的风声……大自然的声音具有活化大脑的作用,让大脑的海马变得更强大吧。

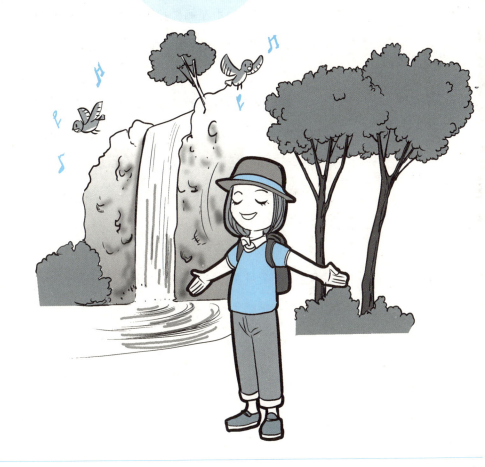

运 动

单鼻呼吸法可以调节自主神经

单鼻呼吸法是基于瑜伽的呼吸方法而改进的呼吸方法,即左右鼻孔交替着进行吸气和呼气的动作。

它的做法很简单。用手按住左侧鼻翼,右侧鼻孔吸气,然后注意是否在肚脐下方约10cm的丹田有气体流入。如果能感觉到空气流向丹田的左侧,按住右侧鼻翼,换用左侧鼻孔缓慢地呼气。此时要将全部精力集中在呼吸上。早晚各重复练习5次左右。

单鼻呼吸法具有调节自主神经功能的效果,因此被各种健康锻炼方法采用。单鼻呼吸法还可以促进血液从颈部流向头部,使大脑变得更清醒;而且,流向颜面部的血液也变得更多,是一种很健康的呼吸方法。

这种呼吸方法很容易实践并养成习惯,请务必连续进行1个月左右,头痛、头晕、耳鸣等症状应该能够得到缓解。

单鼻呼吸法图解

1 用手指按住左侧鼻翼上部，右侧鼻孔吸气。

2 如果感觉到吸入的空气流入丹田左侧，略微屏气。

3 用手指按住右侧鼻翼上部，左侧鼻孔呼气。

4 继续从左侧鼻孔吸气。

5 如果感觉到吸入的空气流入丹田右侧，略微屏气。

6 用手指按住左侧鼻翼上部，右侧鼻孔呼气。

运 动

感觉到压力的话，用简单易行的肌肉放松法来应对吧

头晕、耳鸣是在健康人中也会出现的现象。之所以会出现这些症状，是因为心身的平衡受到了破坏。日常生活中本应保持平衡的心身变得不平衡，最主要的原因就是感受到了压力和肌肉紧张。

在闲暇时间，按摩紧张的肌肉可以使血流变多，有助于预防和改善头痛症状。在这里，我想向读者推荐肌肉放松法。

首先，用力高耸僵硬的肩部肌肉5～8秒，然后突然放松10秒。

反复进行数次这一动作，原本僵硬的肌肉变得温暖，血液变得充沛，从而实现放松的目的，还有预防偏头痛和紧张性头痛发作的效果。

肌肉放松法的优点是在任何场所都可以进行。在疲惫的时候，在渴望休息的时候，不论是在办公室还是在车里，都可以试试这一方法。

简单易行的肌肉放松法

1 双肩高耸，维持5～8秒。

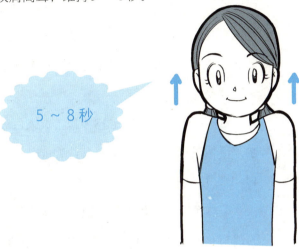

5～8秒

2 突然放松，双肩自然下垂，休息10秒。以上动作反复进行数次。

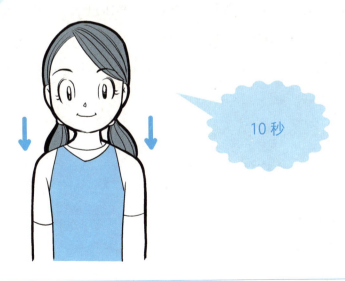

10秒

饮食

以蔬菜和鱼类为主，少盐是根本

在食物方面需要注意，避免盐分摄取过多。

盐分摄入过多会增加高血压和动脉硬化的风险。如果脑血管出现严重的动脉硬化，有可能会出现脑梗死和脑出血等危及生命的疾病。头晕、耳鸣的病因在耳部的话，尤其要注意内耳中神经周边血管的健康状况。

日本厚生劳动省规定18岁以上成人每天摄取的盐分目标是男性8.0g以下、女性7.0g以下（2015年4月1日）。

虽然实际上日本人每天摄取的盐分总量有减少的趋势，平均为10.4g（源自2012年《国民健康营养调查》结果），但是和其他国家比起来，日本人的盐分摄取量仍然偏多。WHO（世界卫生组织）推荐每日的盐分摄取量不超过5.0g。

从现在开始，减少每餐的盐分摄入吧。

七招助你轻松实现少盐饮食

1 少吃腌菜
1天只吃1次腌菜。腌菜时少放盐。

2 不喝面食类的汤
少喝荞麦面、乌冬面、拉面等面食类的汤。只喝一半的话，能够减少40%的盐分摄入量。

3 使用调味料，蘸比拌好
使用酱油及酱料等调味料时，蘸比拌的盐分摄取更少。

4 注意加工食品
火腿、芝士、熟食制品等加工食品的盐分较多，少吃。

5 品味食材原本的味道
选择当季食材和新鲜食材的话，即使不怎么调味也会很好吃。

6 充分运用醋、柠檬和香辛料
如果觉得限盐后食物不够味儿的话，可以用醋、柠檬和香辛料来调味。充分运用高汤调味的话，就可以做到既少盐又好吃。

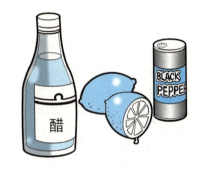

7 味噌汤里多放点食材
过多的味噌也会导致盐分摄入过量。多加点蔬菜、海藻、豆腐、菌菇等食材，少喝汤。

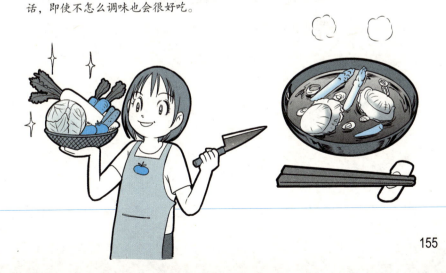

嗜好

尼古丁、酒精和咖啡因的危害极大

烟草有百害而无一利，它含有200种以上的有害物质。

烟草的"三大毒素"指的是焦油、尼古丁和一氧化碳。香烟包装上会标出焦油和尼古丁的含量，却没有一氧化碳的标识，所以不知道的人很多。

尼古丁有收缩血管的作用，所以会减少血流。一氧化碳可以竞争性地结合血红蛋白，减少氧气和血红蛋白的结合；其结果不仅仅是诱发头痛、头晕、耳鸣，也可能导致脑梗死、脑出血和心肌梗死等疾病。烟草里还有致癌物质。吸烟者请不要犹豫，一定要戒烟。

咖啡、红茶、绿茶等饮料里含有的咖啡因也有收缩血管的作用。如果头痛、头晕、耳鸣是由大脑问题引起的，少量摄入咖啡因有助于减轻症状；如果头痛、头晕、耳鸣是由耳部疾病引起的，咖啡因反而可以诱其发作。

尼古丁、酒精和咖啡因的危害

尼古丁

烟草里含有的尼古丁是一种成瘾性很强的药物，其成瘾性与毒品相当。如果想戒烟但却戒不掉的话，可以前往戒烟门诊接受治疗。

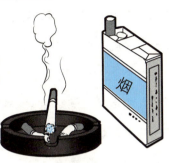

酒精

饮酒过量的话会表现为走路不稳、口齿不清等，这是控制平衡觉的半规管及脑干、小脑功能低下的证据。一次的饮酒量应控制在啤酒1瓶或日本清酒1杯或红酒2杯。

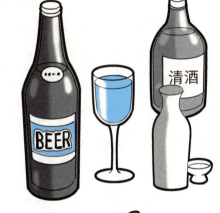

咖啡因

咖啡、红茶、绿茶、乌龙茶等含有咖啡因，有促醒和兴奋的作用，要避免摄入过多。儿童和孕妇不建议多喝。

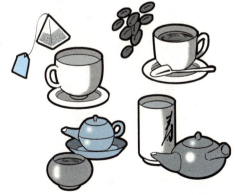

后　记

我个人一直认为，患有偏头痛的人，才能也是出类拔萃的。

古今中外，历史上的很多著名人物都备受偏头痛困扰。我出诊的头痛门诊位于东京的汐留，距离电视台很近，所以有很多活跃在演艺圈的艺人前来就诊。这也和我的想法是一致的。

依据我个人的猜想，邪马台国*的女王卑弥呼恐怕也是偏头痛患者。因为偏头痛患者对气压和气温的变化很敏感，所以她能够通过自己的头痛来预知雨或暴风雨的来临。在那个时代，祈雨是非常重要的事。卑弥呼祈雨的第二天就下雨了，使得即将枯萎的农作物又得到重生。另外，她预言了暴风雨的来临，并向民众发出警告。

偏头痛的视觉先兆是闪辉性暗点，患者可以看见锯齿样的闪光。因此，很多人对明亮的光线会出现过度敏感的反应。回想起梵高和毕加索的作品，似乎就不难理解了。那些鲜红和明黄的用色其实是偏头痛患者最讨厌的颜色，他们想要把自己最讨厌的颜色封存在画板里，于是一边和头痛做斗争，一边画下了这些举世名作。

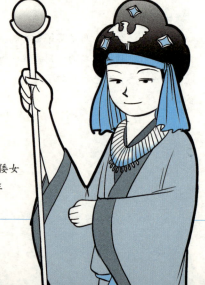

* 邪马台国：《三国志·魏书》倭人条记载的倭女王国名，被认为是日本的起源。——译者注

此外，著名的偏头痛患者还有作曲家贝多芬，作家夏目漱石和芥川龙之介、樋口一叶，以及因研究放射线而获得诺贝尔奖的居里夫人等。

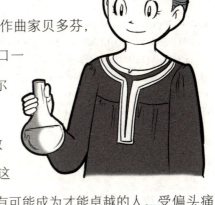

因为偏头痛患者的大脑非常敏感，有时也会影响到生活。如果把这种过度敏感利用到其他方面，完全有可能成为才能卓越的人。受偏头痛困扰的各位，一点一点地改变对偏头痛的负面印象吧。

清水俊彦

ZUKAI SENMONI GA SUPPORT SURU! SHITSUKOI ZUTSUU WO GUNGUN KAISHOU SASERU! SAISHIN CHIRYOU TO TADASHII CHISHIKI
© TOSHIHIKO SHIMIZU 2016

Original Japanese edition published in 2016 by Nitto Shoin Honsha Co., Ltd.
Simplified Chinese Character rights arranged with Nitto Shoin Honsha Co., Ltd. through Beijing GW Culture Communications Co., Ltd.

本书中文简体字版授予电子工业出版社独家出版发行。未经书面许可，不得以任何方式抄袭、复制或节录本书中的任何内容。

版权贸易合同登记号　图字：01-2016-8203

图书在版编目（CIP）数据

一本书了解头痛/（日）清水俊彦主编；冯莹莹译. —北京：电子工业出版社，2020.1
（读得懂的医学书）
ISBN 978-7-121-38067-9

Ⅰ. ①一… Ⅱ. ①清… ②冯… Ⅲ. ①头痛－防治 Ⅳ. ①R741.041

中国版本图书馆CIP数据核字（2019）第256412号

责任编辑：郝喜娟
印　　刷：三河市双峰印刷装订有限公司
装　　订：三河市双峰印刷装订有限公司
出版发行：电子工业出版社
　　　　　北京市海淀区万寿路173信箱　　邮编：100036
开　　本：880×1230　1/32　印张：5　字数：101千字
版　　次：2020年1月第1版
印　　次：2020年1月第1次印刷
定　　价：45.00元

凡所购买电子工业出版社图书有缺损问题，请向购买书店调换。若书店售缺，请与本社发行部联系，联系及邮购电话：（010）88254888，88258888。
质量投诉请发邮件至zlts@phei.com.cn，盗版侵权举报请发邮件至dbqq@phei.com.cn。
本书咨询联系方式：haoxijuan@phei.com.cn